Ｈ病院物語Ⅱ

～病院あれこれ～

遠山治彦

文芸社

はじめに

　六甲山トンネルを抜けて、山を南に下りていくと途中で視界が広がり、海が見える。そして、その海の向こうには大阪の街なみ、そしてその向こうに山も見える。あの山々は、生駒山地、金剛山地、和泉山脈なのか？

　これが、朝の私の通勤のときの日常です。朝が早いときや、夜の呼び出しでは空気が澄んでいると、きれいな夜景が見えます。

　海と山が同居する町、神戸。私が、この神戸に住んでから、もうずいぶんとなります。大学のときからだから……かれこれ40年になります。

　H病院は、神戸にある小さな病院。私自身、1995年の震災も、ここ数年のコロナパンデミックもこのH病院で経験してきました。

　前作『H病院物語〜私のであった素敵な人たち〜』では、私がかかわってきたH病院で出会った素敵な人たちをご紹介しました。そして、それに加えて、医療の現場の悩みや課題も……。書き終えてすぐ後に、H病院では、「まだまだあんなこともあったなあ」、「こんなこともあったなあ」と思うようになりました。

素敵な言葉や、ある人との出会いで勇気をいただけた
ことはまだまだあります。

　今回は、前回と同じく、H病院でいろいろな元気を
いただいた患者さん・ご家族の言葉や行動を通して、
いろいろと感じたことを書きました。

　医療の主役は間違いなく、患者さんですが、それと
伴走する形での医療者も大切な役割を果たしています。
医療は、もちろん医師だけで成り立っているものでは
なく、多くの職種がいろんな角度から支えながらつ
くっているものです。医療者の一言や、行動にも元気
をもらうことはあります。そうして経験した多くの出
来事の一部をこの本で紹介いたします。

　震災や、パンデミックのとき、医療は急激に需要と
供給のバランスが崩れます。ある意味、究極の状態と
もなります。そうした中で、さらに医療の矛盾などが
明確になります。「死を尊ぶこと」「トリアージとは何
を意味するのか」……こうした課題は、震災や、パン
デミックでは、より先鋭化されたと思います。

　そうはいっても、医療は決して特別なものではなく、
誰もが、死ぬまでには一度はかかわるところです。そ
の医療の現場で、変な医師がこんなことを考えている
……そして、医療を身近なものとして考えていただけ
れば、これほどうれしいことはありません。

目　次

第1部

「病院あれこれ」

その1
夜の病棟

　昔々の話。H病院のとある病棟。時は0時を回った頃のことでございます。

　看護師詰め所の、すぐ前にあるリネン庫のドアが……ギイイ (-_-;)。

　リネン庫の中の電気がついていて、ドアの隙間から、暗くなった病棟の廊下に光が漏れてきます。

　たまたま、詰め所で仕事をしていた私「……… (-_-;)」

　そろりそろりと少し開いたドアは、今度は勢いよく閉まりました。

　私と病棟の看護師たち「………… (-_-;)」
　（やはり、病院。出るのかも (-_-;)(-_-;)）

　そして、またギイイとドアが開きました。今度は少し大きく開いて、隙間から目がのぞいていました。
「あ、あれは淡路さん？」

　A看護師が、その目の主が入院中の淡路さん（仮名）であることに気が付いたのでした。

　私がリネン庫に近づくと、さっとドアが閉まります。

　医師「淡路さん。淡路さん。どうされました。もう夜遅いですよ」

ドアが開いて、「入れ！」

　私のいたずら好きの虫が騒ぎはじめ、「ハイハイ」と入っていきました。入ると、淡路さんはドアを閉めました。

　リネン庫には私と、淡路さんの二人になりました。また、淡路さんはドアを少し開けて外の様子をうかがっています。私も淡路さんの上から、同じように外の様子をのぞきました。

　医師「淡路さん。何かあるんですか？」

　淡路さんは「危ない。見つかる！」と言ってドアをさっと閉めました。

　医師「危ないんですか？」

　淡路さん「そうだ。危ない！」

　その後、何回か繰り返したんだと思います。たぶん最後は、何とか説得して病室に戻って寝ていただいたんでしょう。リネン庫に入った記憶ははっきりとあるのすが、私はその後のことは覚えていません。

　こんなこともありました。90歳を過ぎた山口さん（仮名）。心筋梗塞で入院中でした。心臓に負担をかけられないので、まだ歩行はしていけない状態です。それに、もともと、それほど動ける人ではなかったと思います。ところが……。

ある日の夜、私に連絡が入りました。

「山口さんが、廊下を歩いていて病室に戻ってくれません」

　（え？　山口さん。歩けるの？）

　看護師が説得をしても、廊下の手すりにつかまって動かない。山口さんをスタッフが取り囲んでいました。山口さんの腰には……尿器がタオルでぶら下がっていました。そして、中には液体が (-_-;)(-_-;)。

　医師「山口さん。しんどいでしょう。ベッドに戻りませんか？」

　山口さん「山を下りなあかん！」

　（どうも、ここを山と思っているようでした）

　そして、少し興奮されたのか、その尿器を振り回そうとしました！

　（それは避けたい！）

　医師「山口さん、それは尿器でございます。こぼしたらいけないから私に渡してくださいね」

　山口さんは、私のほうを向きました。

　（あやや……、目が据わっている (-_-;)）

　山口さん「あんた！　これは水筒じゃ！」

　医師「いやあ、それは、おしっこでございます」

　（さらに、目が据わってきましたぞ (-_-;)）

山口さん「あんたは若いから知らんかもしれんけど
な。昔はな、水がないときはおしっこも飲んでいたん
じゃ！」

　医師「(-_-;)(-_-;)(-_-;)」

　その後、どうやって病室に戻ってもらったのか？
よく覚えていません。

　夜の病棟は、いろんなことが起こります。

　私を、「遠山先生のお兄さん」と言ってきかないご
高齢の女性。次の日には、何事もなかったかのように
普通になっていました。

「先生。1億円の使い方知りませんか？　80歳以上
のクイズ大会で優勝して金の自転車もらいました」と
楽しく話してくる方もいました。こうした楽しいこと
はいいですけどね。

　病院というところは、日常から切り離されたところ、
そして多かれ少なかれ自由を制限されるところです。
そうした中で、「夜間せん妄」は珍しいことではあり
ません。おそらく、病院で、そうした「夜間せん妄」
が全くないところはないでしょう。そして、「せん
妄」状態のときは、びっくりするぐらいエネルギーが
出る人もいます（もちろん、せん妄も、いろんなタイ

プがあるんですけどね)。

　多くの場合、薬を使って寝ていただいたり、やむなく身体活動を制限したりすることになります。そして、そのことが場合によっては身体に悪影響を与えることがあります。

　ただ、よく観察していると、スタッフの対応によって、その程度は違うように思います。患者さんをしっかり受け止めてくれるスタッフが夜勤をしている場合は、夜間ナースコールが少なく、患者さんとのコミュニケーションがうまく取れていないスタッフのときにナースコールが多くなったり、不穏になることが多いように思います。不安感に対するスタッフの態度によっては、さらに不安を呼び、せん妄を起こすといった悪循環もあるようです。

　せん妄の内容ですが、多くの場合、怖いものや、怖い体験が多いように思います。中には、「金の自転車」みたいにおとぎ話みたいなのもありますが……。私は、淡路さんとのリネン庫での1件は不謹慎ながら楽しい1日として覚えています。

　あるとき、ある病院管理事務スタッフにその話をしました。少し楽しく面白い思い出として……。

　しかし、その人は、とても真剣な顔をして、「その

方は、戦争体験から、そうした行動をされたのでしょうか?」

　あなたは、優れた事務スタッフです。私は、少し恥ずかしく感じたのでした。

その2
誰かとお酒を飲みたくなるとき

　お酒に関する歌……いろいろあると思いますが、私が一番に思い浮かぶのは、河島英五の「酒と泪と男と女」でしょうか。あるいは……梓みちよの「二人でお酒を」なんかもありましたね。少し古すぎますか??

　ある日の外来。高本ヒロトさん（仮名）が、「先生と、お酒が飲みたい」

　こう話されました。くやしいような、寂しいような……そんな顔をされながら。

　私は、そのとき、どのような返事をしたのか……覚えていません。たぶん、言葉が出なかったのだと思います。

　高本ヒロトさんの奥さんは景子さん（仮名）ですが、景子さんも私の外来の患者さんでした。景子さんの病気の経過を思い出すと、こんな不幸なことが繰り返して起こっていいのだろうかと思ってしまいます。

　景子さんは、昔、踊りの先生をしていただけあって、凛として、とても素敵な方でした。心臓弁膜症の中で

も、大動脈弁狭窄症という、心臓から出ていく大動脈弁が狭くなる病気で通院していただいていました。この弁膜症は進行すると、弁を取り換えることが基本となります。景子さんは、それに狭心症という別の病気も合併されていたために、基幹病院にご紹介させていただき手術を受けられました。弁を交換する手術（弁置換術）と冠動脈バイパス術を受けられました。

　手術をして約１か月半、高熱が出るようになりました。Ｈ病院に入院していただき、いろいろ調べてみると、手術して置換した弁に疣贅が！

　感染性心内膜炎では、弁などに菌の塊を中心とした異物が付着しますが、これを疣贅といいます。エコーで疣贅が確認できれば、感染性心内膜炎の可能性が高くなります。もともと疣贅は、イボということなんですけどね。

　感染性心内膜炎だ！　これは、細菌が心臓の中の組織（多くは弁）に付着する感染症で、感染による問題に加え、弁の破壊や、それに脳出血や脳梗塞なども起こす厄介な病気です。もともと手術をしていただいた病院にご紹介して、早めに２回目の手術をしていただきました。これで、何とか難を逃れたと考えていましたが……。

その半年後、今度は、失神発作を繰り返すようになり検査をしたところ、房室ブロックという不整脈が起こっていました。Ｈ病院に入院していただき……ペースメーカーの植え込みを行いました。これで、次の難を逃れたと考えていましたが……。

　それからまた3~4か月たって、高熱が出るようになりました。また入院していただき検査しました。悪い予感は的中しました。残念なことに、今度も置換した弁に疣贅を認め、感染性心内膜炎であることが判明しました。しかも、そこについているのは普通の細菌ではなく真菌（カビ）であることもわかりました。真菌による感染性心内膜炎はさらに質（たち）が悪く、なかなか薬が効かない特徴があります。やはり、リスクが高くても手術しかないかなあ？

　景子さんご本人にも説明しました。
「もう2回の手術で体力が落ちています。手術するのは不安です」
　短期間に大きな手術を繰り返し受けられていた景子さん。そう言われるのも無理はないと思いました。ただ、相手は厄介なカビによる感染性心内膜炎、「やはり基幹病院で治療を受けていただくしかない」そう考え、今回も、今まで2回手術をしていただいた基幹病

院の心臓血管外科の先生に直接電話で相談しました。この先生は、心臓の弁膜症の治療のスペシャリストであり、それでいて、気さくに相談に乗っていただけるのでした。

「3回目の手術……難しいなあ。でも、真菌による感染性心内膜炎か。わかりました、転院していただき治療を検討しましょう」

快く引き受けていただき、数日後に転院することとなりました。

景子さんは、ある日の夜中の2時15分頃、急に左の麻痺が出現し、頭部CTで脳出血を認めました。感染性心内膜炎の怖い合併症の脳血管障害が起こったのです。実は、その日、転院することが決まっていたのですが、脳出血のため、心臓の手術をすることもできなくなりました。そして、基礎に感染性心内膜炎があるため脳外科での手術もできません。結局、転院はせずにH病院で点滴など薬の調整で治療を行うことになりました。脳出血に対する薬、カビに対する薬などで治療を行いました。長期間、いろんな治療を続けてきましたが、残念なことにお亡くなりになりました。最後の入院は270日間でした。

この入院している間、夫であるヒロトさんは、欠か

すことなく毎日病院に来られていました。この当時景子さんは70代後半、ヒロトさんは80代でした。

　そして、景子さんが亡くなられた後の初めてのヒロトさんの外来で、話された言葉が……「先生とお酒を飲みたい」でした。

　あれから15年以上たちました。ヒロトさんは100歳近くになりました。その間も、しっかりと一人で私の外来に来られていました。ヒロトさんは年齢よりはずっと若く見えます。少し前までは自転車も乗っていました。特に印象的なのは、目が少年のようにキラキラしていることでした。私は、いつも「ヒロト少年」と心の中で思っていました。

　そのヒロトさん、少し前までは一人で外来に来られていたのですが、ある日娘さんが相談に来られました。「急激に弱っています。歩けなくなってきました。昨日からは食事もとれません」

　これは!?……すぐに在宅管理とさせていただき、翌日別の医師が往診に伺いました。ずいぶん弱っておられたようです。血液検査では、炎症反応が非常に高く、いろいろな異常が見つかりました。入院を勧めましたが……このときご本人はお断りになりました。

　その週の土曜日、今度は私が往診に行きました。確

かに、急激に弱っておられました。部屋には景子さん
の若いときの写真が並んでいました。素敵な笑顔の写
真です。(私は、ずいぶん久しぶりに景子さんにお会
いしたことになります)

　医師「だいぶ調子悪いみたいですし、血液検査でも
炎症反応が高くなっています。入院して検査と治療を
しましょう」
　ヒロトさん「あまり入院したくないなあ」
　急な変化で、経過からは感染症などが疑わしい状態
です。まだまだ治療の可能性はあると考え、説得しま
した。
「短期間なら、入院してもいい」ということで入院さ
れることになりました。
　入院して調べてみると、多量の胸水がたまっており、
そこが感染の原因と思われました。胸水を抜き、抗生
物質の点滴を行いました。一時的には改善傾向に見え
たのですが……、私の力が及ばず、残念な結果になり
ました(あれほど家が好きだったのに……残念です)。
　目が少年のようにキラキラしていたヒロトさん。お
孫さんからもずいぶん慕われていました。遠くのお孫
さんがぜひ会いたいと病院に向かっておられましたが
……残念ながら間に合いませんでした。

亡くなられた後の、病室でヒロトさんを囲んで娘さ
ん二人とお話をしました。景子さんのことも……。そ
して、ヒロトさんが、景子さんが亡くなられた後に、
私に、「一緒に、お酒が飲みたい」と言ったことも思
い出し、娘さんたちに話しました。

　娘さんたちは……「父が、そんなふうに人とお酒を
飲みたいなんて、言ったのは聞いたことがないね」
「いつも、飲むときは一人だったね」と。

　そうか、あのとき、飲むはずだったお酒は特別だっ
たんですね。
「どうしようもない寂しさ」「忘れてしまいたいこ
と」「悲しくなったとき」そんなときに、人は誰かと
お酒を飲みたくなる。誰かは誰でもいいのではないで
しょう。そのときの誰かが……私であったことはなぜ
なのか？　あのとき、本当に飲みに行けばよかった
……そう思います。

その3
往診と猫

　私は、動物が嫌いではありません。むしろ大好きです。家には、犬が2匹と亀が1匹おりますし、小さい頃は自分は「虫博士」になると思っていました（もう、昆虫のこともずいぶん忘れてしまいましたが）。

　ずいぶん前のことです。いつもの訪問診療（これを「往診」としておきましょう。厳密には違うのですが）のときに、患者さんの寝ているベッドに猫が寝そべっておりました。まあ、この猫、人懐っこくて……可愛い猫でした。患者さんの診察と同時に、猫さんとも遊んできました。さて、往診から帰ってくると……私の目は腫れあがり、涙ボロボロ……午後の外来はとても大変でした。そのときからです。私が猫アレルギーになったのは！

　さて先日も、定期の往診でした。午前中に10件前後の患者さんのお宅を回るのですが、最近では猫を飼っている人も多くなっています。今では、犬よりも猫を飼っている人のほうが多いのではないかな、と思

うぐらいです。たくさん猫を飼っているお宅は、私ではなくほかの医師が往診することが多いのですが、長いお付き合いの患者さんには、そういうわけにはいきません。この日も数件、猫のいるお宅を往診しました。

　私が、「猫アレルギー」と知っているお宅では、おうちの人が猫を遠ざけてくれるので、安心して診療ができます。でも、時に、そうした防御網を突破して私に向かってくる猫もいまして……なかなか大変でございます。

　あるお宅でも、数匹の猫がおりましたが、いつも私が患者さんを診察している間は、診察している部屋に猫を入れないようにしてくれていました。患者さんを診察していると……
「たま（仮名）！　だめじゃないの。先生の靴じゃないの！」と声が聞こえました。

　猫の「たま」が、私の靴に顔を突っ込んでいたようです。お世辞にもきれいと言えない私の靴に‼
　なんでも、「たま」は、靴が大好きなのだそうです。しかし……よりによって、私の靴に！

　その靴を履いて、次のお宅の往診です。この方は高

井明美さん（仮名）、慢性心不全で入退院を繰り返されている患者さんです。薬は自分で管理しないと気が済まない方です。入院すると、看護師と薬の管理の仕方でよく言い合いになります (-_-;)。

　在宅では、カレンダー方式。日付、朝・昼・夕とわかりやすいように薬を貼り付けているのですが、その日付通りに飲んだためしはありません。数日前の薬の袋を飲んでいることが多いですし、だいたいたくさん薬が残っています。

　ちゃんと飲めているのかなあ？　なんて思いますが、いくら話をしても、自分流の飲み方をされます。

　ただ、不思議なことがあるのは、高井さん、在宅になるまでは病院に通院していましたが、その頃はしょっちゅう、心不全が悪化して入退院を繰り返していました。しかし、在宅になってからは、心不全の悪化がなく安定しているということです。

　在宅の持つ不思議な力？　診察の頻度が多くなるから？　生活が見えるから？……その理由ははっきりしません。

　さて、今日の往診も……。

　医師「高井さん。最近は猫鳴いてへんかな？」

　高井さん「時々、鳴いとったけど、最近は鳴かんな」

なんのこっちゃいな？　実は、「猫が鳴きだすと」要注意。実は、心不全になると、胸に変な音（ゼーゼー言う音）が聞こえるようになります。高井さんが、「猫が鳴く」と話し始めると、だいたいは、心不全悪化の前触れです。

　「猫が鳴かない」なら、まあ、今日は大丈夫……なんて、ええかげんな往診？　いえいえ、患者の独自のストーリーにそったナラティブこそ大事なんですよ。

　さて、今日の往診も遅くなりました。昼からの診察間に合うかなあ？
　一緒に回っていたのはF看護師さんです。いつも、穏やかで、落ち着いている……でも少し天然な看護師さんです。

　F看護師「先生、大丈夫ですかね？」
　医師「え？」（あ、そうか午後の外来に間に合うのか、ということかな？）
　（いや、そうか？　猫が、私の靴に頭を突っ込んだから……アレルギーが出ないのか心配してくれているのかな？）
　F看護師「あの、猫さん」

医師「……」
　Ｆ看護師「だって、先生の靴に頭を突っ込んでたんですよ！」
　なんだ、猫のことを心配していたのか？……いかんいかん、午後の外来に遅れる。早く帰って、昼ごはん。

その4
ないしょの話

「ないしょですよ！」こう言ったときから、相手との間には共感や仲間意識が生まれると思います。いや、共感してくれると思うからこそ、「ないしょの話」ができるのかもしれませんね。そして……その「ないしょの話」の内容は、多くの場合……あまり良からぬことが多いのではないでしょうか？　そう考えると……二人は共犯者？　「越前屋！　お前もなかなかの悪じゃの～」みたいな??

　天童さん（仮名）は、80代後半の女性です。ある日、腰が痛くて立てなくなり、救急搬送された病院で腹部大動脈瘤破裂と診断され、緊急手術を受けられました。余談ですが、動脈瘤の破裂は一刻を争う怖い病気ですが、腰痛で整形外科に受診される方もいます。そうした場合、どうしても診断が遅れがちになります。
　さて、手術を受けられた天童さん。ご高齢でもあり、緊急手術でもあり……術後はなかなか大変であったようです。呼吸不全や麻痺性腸閉塞を起こして、気管切開しての人工呼吸器管理や、鼻からチューブを胃まで

入れて栄養管理を行う「経鼻経管栄養」なども受けられました。その後、何とか人工呼吸器を離脱（人工呼吸器がいらなくなり、自分で呼吸できる状態）、経口での食事も開始した状態となってH病院に転院されてきました。術後2か月での転院でした。最初に会ったとき……人生の先輩に言うのは失礼かもしれませんが、「まあ、なんて可愛い方」というのが第一印象でした。そう、特にその笑顔が。

　入院当初は、頭を動かすと眩暈があり、食欲もなく、車いすやトイレへの移動も介助がいる状態でした。嚥下機能の低下も疑われ、入院当初は全粥できざみ食（細かくきざんで食べやすくしている）でした。基礎に高血圧や心疾患もあるので、降圧剤の内服や食事としては、ある程度の塩分制限も必要でした。さらに、転院する前から便秘気味でした。
　食事が、あまり食べられない……そのため、栄養士がベッド訪問しました。
　天童さん「おかずもお粥も多いです。全部食べたらお腹いっぱいになります」
「もともと小食です」
「義歯はあるけど……合わないかも」
「便秘だったり、腹痛があったら怖いから」

栄養士も、話をしっかり聞いて……「お粥は見ただけでお腹いっぱいになるから減らしましょう」と300gを200gに。

「栄養が足りないから、ゼリーをつけますね。食事のとき食べられなくても、食間に食べてくださいね」とゼリーを追加しました。

　お粥で、カロリーを一定摂取しようと思うと、びっくりするぐらいの量になります。確かに、見ただけで食欲なくす人もいますね。ただ、最近ではいろいろな補助食品が開発され、ゼリーでもカロリーがかなりあるものも多くあります。

　その後も、やはり食事が進まないようです。気管切開した後ですから呑み込みもうまくいかない可能性があります。いろいろ工夫して、きざみ食にとろみをつけたりもしてみました。

　天童さん「あんかけ、とろみは嫌い!!」

　即刻却下されました (-_-;)。

　今度は栄養士さんが、「きざみ食」を「極小きざみ食」に変えました。そして、「義歯が合わない」「歯茎が痛い」とのことで、歯科往診もしていただきました。

　H病院には歯科はないのですが、近くで、すぐに来

ていただける歯科の先生がいます。本当に、H病院の
職員ではないかと思うぐらい、毎日のようにお世話に
なっています。

　天童さんはその後も、なかなか食欲が出ません。病
棟のカンファレンスでも、食事が少なく栄養状態が悪
いことが問題点としてあがりました。
　時には息切れがあり、便通のコントロールもあまり
うまくいきません。

　ある日のこと、耳鼻科の受診に外出することになり
ました。H病院には耳鼻科もないので、他院の耳鼻科
を受診されたのです。
　受診されて帰ってきたとき……とってもいい顔をし
ていました。
　医師「天童さん。久しぶりに外に出て疲れませんで
した？」
　天童さん「いや、あまり疲れなかったよ」（にこにこ）
　医師「お昼は、何を食べたの？」
　天童さん「天丼!!」
　医師「よかったね。おいしかった？」（なんと……
天丼 (-_-;)）
　天童さん「うん。おいしかったよ。全部食べた」

医師「それは、よかった」（全部食べれるんや (-_-;)）
　天童さん「でもね……これ、看護師さんに、ない
しょやで！」（口に人差し指を当てながら……その顔
はいたずらっ子！）
　医師「ないしょやね！」
　あれ？　普通逆じゃないのかな？　「これ、お医者
さんにないしょにしといてね」じゃないのかな？

　それから、天童さんは徐々に食欲も戻り、家の中で
は自立するところまで回復されて、退院されました。

　この、「ないしょ話」……私は、どうしたか？
　こんな楽しいこと、「ないしょ」にしとくのはもっ
たいないでしょう。

その5
夫婦漫才

「おじいさん。元気出してや～。元気が一番」

「それでは、『お富さん』歌います」

　張りのある声、張りのある歌声が、カセットレコーダーから流れてきます。

　ここは、H病院のとある病室。人見秀夫さん（仮名）のベッドサイドです。声の主は、人見さんの奥さん、茂子さん（仮名）です。

　新型コロナウイルス（あとは「コロナ」と略）蔓延で面会がままならない中、茂子さんが、秀夫さんに元気を出してもらおうと、カセットに自分の声、歌を吹き込んでいたのでした。

「これ、流したってな」

　茂子さんに頼まれている私は、回診でベッドサイドに行くたびに、カセットを流すのでした。

　人見秀夫さんも、茂子さんも、もう90歳を超えるご高齢の夫婦です。秀夫さんの通院が難しくなり、在宅管理となり。その後、茂子さんも在宅管理となりま

した。
　往診に行くと、だいたい秀夫さんは窓際のソファー
に座っています。うつらうつらしながら……。

　医師「秀夫さん、どうですか？　調子は？　起きて
くださいよ」
　秀夫さん、何とか目を覚まして……「むにゃむにゃ」
　茂子さん「寝てばっかりや」「ちゃんと起きや！」
　秀夫さんはっと目を覚ます。「怒って、ばっかり
や」とボソッ。
　茂子さん「怒ってないやないの！」
　秀夫さん（頭の上に指を立てて、鬼の格好をしなが
ら）「箒持って、追いかけてきよんねん」
　茂子さん「そんなん言うたら、みんな本気にするん
やないの（怒）!!」
　秀夫さん（鬼の格好を繰り返す）
　この会話は、だいたい、往診のたびに繰り返されて
きました。

　こんなバージョンもあります。同じ会話を繰り返し
た後、
　秀夫さん「シベリアのほうがましやったなあ」
　そう、秀夫さんは昔、シベリアに抑留された経験が

その5　夫婦漫才　　　　　33

あるのです。

　ある日のこと。別のＦ医師が往診に行ったときのことです。
　ひととおりのバトルの後、
　茂子さん「長生きも困るもんや（怒）！」
　Ｆ医師「そうやな。そんなに困るんやったら……」
　（と、少し意地悪な答えを返したようです。少しブラックなので……ここでは想像にお任せします）
　そのとき茂子さんは……、「何言うとんの！」と烈火のごとく怒ったそうです (-_-;)。

　いつも漫才を繰り返していたお二人ですが、秀夫さんはもう100歳近い方です。圧迫骨折をきっかけに全身状態が弱っていきました。
　在宅で頑張ってきていましたが、茂子さんも90歳を超えており介護するのも大変です。在宅が限界となり、秀夫さんはＨ病院に入院になりました。やはり年齢には勝てず、徐々に弱っていきましたが、そうした中で茂子さんが思いついたのが、「自分の声」による応援でした。
　茂子さんは、今でも詩吟をしているだけあって、張りのある、よく通る声をしています。病室のカセット

から「お富さん」が毎日のように流れていました。

　そうした応援もあって、ずっと頑張ってこられたのですが、最期の時を迎えられました。

　いつもケンカをしていても、秀夫さんが大好きだった茂子さん。でも……最期の時は、落ち着いて受け止めておられました。

　それからしばらくして、茂子さんの訪問診療に伺いました。机の上に、『生きとって、よかったなあ』という私家版らしい本が置いてありました。表紙は、若かりし日の秀夫さんと茂子さんの写真でした。
「なかなか、美男美女やね」

　1冊その本をいただきました。その本は、人見さんご夫婦とかかわりのあった方が、秀夫さんから聞き取った内容を本にしたものでした。勤務していた阪神電車・阪神バスのこと、シベリア抑留を含めた戦争のことなどが、人見秀夫さんの口調で書かれていました。
　その中に、小さい頃、「ワル」だった話もありました。近所でも札付きだったと (-_-;)。
「素手でかなわんと思ったら、棒持っていきよった」そうな。それで近所の悪い奴らも相手にならなくなったと (-_-;)。

秀夫さんを往診していた頃の、二人の会話を思い出しました。

「昔、棒を持って悪ガキどもをやっつけていた」と秀夫さん。

　その秀夫さんを、「箒を持って追いかけていた」と茂子さん。

　やはり、茂子さんは最強か!?

その6
私の宝物

　患者さんの自宅や施設に診察に行かせていただく訪問診療。訪問診療の場合、入院中や病院の外来とは違うものを発見することがあります。患者さんや、ご家族の病院では見せない素敵な顔、住まわれている家の雰囲気。そして、その人にとっての宝物と思われるものを見つけることもあります。

　北山さん（仮名）は90歳を超えた女性です。とてもしっかりされているのですが、足のしびれや胸の症状があって、いつもすっきりしません。残念ながら晴れやかな表情をされることは少ないのです。その北山さんのお宅では、賞状が、さりげなく壁にかかっていました。それを眺めていると……。

　娘さんが、「これね、すごいでしょう」

　医師と看護師「これは、何の賞状なんですか？」

　娘さん「母は、勲章をもらったんですよ」

　医師「勲章??」

　勲章という言葉は知っていましたが、あまりに遠いものなのでピンときません。

　「瑞宝双光章」という勲章でした。その賞状だけでな

く、実際の勲章も見せていただきました。水色のきれいなものでした。

　娘さん「長く幼稚園の園長なんかをしていましたからね」

　確かに、調べてみると、瑞宝双光章は、「受章者には保護司や小・中学校長などが多い」とありました。

　私と看護師は北山さんに「すごいね、北山さん！」と言いました。

　このときは、北山さん、輝くような笑顔でした。

　井村さん（仮名）は、男性一人、女性二人の三人姉弟で生活しています。まず「引きこもり発明家」（実は、前著『H病院物語』に出てきます）の末の弟さんがH病院に入院してその後在宅になりましたが、今では一家全員の方がH病院とかかわりがあるようになりました。一番上のお姉さん敏江さん（仮）は80代の方です。時々薬の飲み忘れはありますが、ほのぼのとした感じの方です。

　訪問したときに、いつもは1階で診察させていただくのですが、あるとき1階におられなかったので2階に上がりました。そこには美空ひばりの写真の入った表彰状がありました。

「これね、姉が近畿地区の美空ひばりの歌の大会で優

勝したときのものですねん」と妹さんが教えてくれました。

　すごい……！　失礼ながら、そんなにすごいとはみえませんでした。

　その後の往診のとき、歌をリクエストしました。

　敏江さん「あ、あ、あ、あ、あ～本当は発声練習がいるんやけどね」

　と言いながら一曲歌っていただきました。

　さすがでございました (^^♪(^^♪(^^♪。

　お宅に伺ったときに、写真がベッドサイドやテーブルに置かれていたり、壁にかかっていることも珍しくありません。ご自分の写真、ご夫婦の写真、ご家族の写真、そして場合によっては、もう別れてしまった彼（彼女）の写真。活躍していた頃のご自分の写真を置かれていることも多くありました。

　ある患者さんは、「大きな魚を釣り上げた」写真。ある患者さんは「バイオリンを弾いていた写真」。

　そういう写真を見て、私たち……「すごいですね。いつ頃の写真ですか？」と話が広がっていきます。

　ある患者さんは、H病院の循環器疾患の患者会である「ハートクラブ」の写真をたくさん貼っておられました。その中には、若かりし日の私も写っておりまし

た。一緒に診察に回っている看護師さんから「あら、先生、ずいぶん変わったわね」なんて……失礼なことも言われます。 (-_-;)(-_-;)(-_-;)

　訪問診療のときに、私や、看護師と一緒に撮った写真をベッドから見える所に貼っておられる方や、リクエストにお応えして撮った私（単独）の写真が貼られていることもあります (-_-;)。

　それは、うれしくもあり……恥ずかしくもありますよね (-_-;)(-_-;)。

　でも、やはり写真は思い出を残しているもの。そして、その人にとっては大事な宝物です。すべての人に「素敵な思い出」が残る世の中であってほしいですね。

　私の宝物？　そりゃ、たくさんありますよ。でも一番は、宝物を語っているときに見せるような……患者さんたちの素敵な笑顔でしょうね。

その7
心臓ひだり
〜勘違いの話

　世の中、いろいろと勘違いがありますが、病院でも
いろいろな「勘違い」が起こるものでございます。お
そらく、勘違いの原因の一つは医療者の説明の問題が
あるかもしれません。

　診察室の中で、よくある勘違い……。

　ご高齢の山田さん（仮名）が、娘さんと検査結果を
聞きに来られました。

　医師「あのね。これが心臓で、心臓（左心室）から
大動脈に血を送りだすんですけど、その出ていくとこ
ろに弁があってね。これを大動脈弁といいます」

　山田さん「はいはい」

　医師「で、ここの弁が狭くなってくると、心臓が蓋
をされたみたいになってね。左心室が窮屈になるんで
す」

　山田さん「はいはい」

　医師「山田さんは、まさにその病気です。弁膜症の
一種ですね。そう『弁』の病気です。でもね、今のと
ころ症状もないし経過を見ることでいいと思いますよ」

山田さん「はいはい」

診察が済み、次に受診していただく日を決めました。

そして、診察室から出ていくとき、山田さんが娘さんに話しかけました。

山田さん「あ～だから便秘やったんだね」

（それは、「べん」違いですよ (-_-;)(-_-;)(-_-;)）

ある日、田中さん（仮名）が診察に来られ、胸部レントゲンをとりました。レントゲンをお見せしながら説明を始めました。

医師「あのね、こっち向いて立っている状態だから、こっちが左で、こっちが右ですね」

（いつものように、左右や上下から説明を始めました）

田中さん、じ～っとレントゲンを見て「あ、ここが白くなっている」といって指さしました。

医師「それは、心臓でございます」

田中さん、またまた、じ～っとレントゲンを見て「この心臓、真ん中からずれている！」

医師「そうですよ。ほら心臓は左にあるっていうでしょう。真ん中ではなくて、左のほうにあるのが普通なんですよ」

田中さん、じ～～～っと考えて。そして、顔が急に明るくなりました！

田中さん「あ、そうか！　だから心臓ひだりってい
うんだね」
　(いやいや、それってたぶん、心臓ひだい（肥大）で
すよ (-_-;)(-_-;)(-_-;))

その8
「血圧手帳」は語る

　実は、わたくし……変に健康には自信があったのですが、少し前から降圧剤を飲み始めました。今回はその高血圧と「血圧手帳」のお話です。

　血圧の基準なるものは、昔は大雑把に年齢に90プラスするぐらいまでなら大丈夫といっていたものです。つまり「60歳の人なら（60＋90＝）150ぐらいの収縮期血圧（上の血圧）まではOKですよ！」ということです。でも、それがずいぶん厳密になりました。

　最近では、病院で測定して、最高血圧（上の血圧）120 mmHg未満、かつ最低血圧（下の血圧）80 mmHg未満が正常血圧、最高血圧120〜129 mmHg、かつ最低血圧80 mmHg未満が正常高値血圧、それ以外に高血圧ではないけど「高値血圧」という言葉もあって、とてもややこしくなっています。さらに、このところ高齢者であっても、しかりと血圧を管理するほうがいいというエビデンス（証拠）が出てきました。

　しかし！　実際の現場では血圧はダイナミックに変わりますし、変わって当たり前。こう言えば怒られるかもしれませんが、もっと大雑把でもいいように思い

ます。

　患者さんによっては、非常に神経質で何回も測定を繰り返す人もいますし、少しの変動で一喜一憂される方もいます。「そんなに……細かく考えなくても」と私なんかは思ってしまいます。時々、血圧を測定することの強迫観念にかられる方もいますが、そんな方は『血圧測定禁止！』をお勧めしています。

　さて、「血圧手帳」についてです。病気に関係する手帳は、たくさんありますよね。「お薬手帳」「糖尿病手帳」など、自分の病気のこと、自分の健康状態を知ることはとても重要です。その手帳の中でも「血圧手帳」はよく使われている手帳の一つですね。今では、スマホに健康管理するアプリがあって、それを利用されている方も多いかもしれません。

　「血圧手帳」も、一人一人の記載された内容を見るとよく個性が出ています。まるで印刷したかのようにきれいな文字ときれいな線で描いてくる方。グラフも書ける血圧手帳（いろんなタイプがあります）なのに、グラフは書かない方。自家製の手帳を作って書いてこられる方。その人の個性があって、診察していても楽しいものでございます (^^♪。

　血圧は、いろんなことに左右され、変動します。緊

張したり、怒ったりすると、普通は上がります。そして、ストレスがあると血圧が上昇しやすいですし、慢性的なストレスは高血圧の要因となります。

　ある人の血圧手帳を見せてもらうと、ある時期から変動が大きくなったり、急に高い日が続いたりしていました。よく聞くと、「とても大変な問題を抱えている」ということでした。そうなってくると、高血圧の根本的な治療はストレス源の解消ということになりますね。ただ、短期で解消できるものと、できないものもありますが……。

　さて、石田さん（仮名）は、夜間診療に定期的に来られている高血圧治療中の方です。非常に安定していて、ほとんどの日が「正常血圧」です。しかし……ところどころ、血圧が急激に下がる日があります。以前から不思議に思っていましたが、謎はとけました。
　医師「石田さん。ここと、ここ、なぜか血圧がえらく下がりましたね」
　石田さん「それ、甲子園ですわ！」
　医師「??」
　それ以降、血圧手帳を見て、「あ、この日も甲子園でしたね」と、甲子園球場に行った日がわかるようになりました (-_-;)。私もスポーツは好きなので診察の

たびに、少し野球の話をするようになりました。

　石田さんは、大の虎ファン（タイガースファン）です。野球を見に行って、その後、友達と飲みに行く、そうするとその後の血圧は低下しているのです。アルコールによって一時的に血管拡張して下がるのでしょうね。

「コロナ」でなかなか野球を見に行けなかったときは、血圧はほとんど変動のない状態が続いていました。そして野球観戦が再開されると、石田さんの「血圧手帳」には、再びところどころ谷ができるようになりました。

　医師「ここも、甲子園ですね」「あ、ここも」

　ある日、「あ、この日は甲子園ですか？」と谷を指しながら聞きました。

　石田さん「いやあ、違います」（にやにやしています）

　医師「？？？」

　石田さん「それ、京セラドームでした～！」（勝ち誇ったかのような顔）

　医師　(-_-;)(-_-;)(-_-;)

　血圧手帳は多くのことを教えてくれますが、しかし残念ながら、「甲子園」か「京セラドーム」か？の違いまではわからないなあ。

その9
すごいぞBLS！

　これは数年前にH病院で起こったことです。

　BLS……おそらく今では、聞いたことがある人も多いのではないでしょうか？　Basic Life Support（BLS）は一次救命処置、つまり医療者でない一般の方でも行える心肺蘇生のことです。このBLSが院内で役に立った出来事をお話ししましょう。

　それは、ある夏の日のことでした。

　「業務連絡99番！　業務連絡99番！　地下食堂です！」緊迫した全館放送が響きました。

　H病院では、急変が起こると、「業務連絡99番」と全館放送をすることになっています。

　他の病院では、「コードブルー」とか「ドクター・ハート」なんてかっこよくコールするところが多いと思いますが、なぜかH病院では「業務連絡99番」です。時々、スーパーで買い物していると、「業務連絡です」なんて放送が流れることがありますが、そんなとき、私は、条件反射的に身構えてしまいます。

　「業務連絡99番！　業務連絡99番！　○○です」が

ルールで、「業務連絡99番」を2回繰り返したのち場所を言うのです。多くの場合、○○は病室名であったり、救急室であったりします。

「地下食堂??」……地下食堂は職員の食堂です。ほとんどは救急室か病室なのになあ？　職員が転倒でもしたのかなあ？　なんて考えながら地下食堂に向かいました。

　そこには職員のT君が倒れており、M看護師がAEDを装着しているところでした。

　私は（まさか……AEDの出番はないだろう？）と思っていましたが……。

　AEDの音声が流れてきました。

「ショックが必要です。離れてください」

　（えー!?　ショックの適応なんだ!?）

　AEDは「自動体外式除細動器」のことで、今ではいろんなところに設置されていますからご存じの方も多いと思います。病院には、AEDとは別に、心電図モニターと一体となり、心電図波形から医師が除細動の必要性を判断する除細動器がありますが、H病院には、それ以外にAEDが各階に少なくとも1台は設置しています。

　実はAED導入時に、病院なのにAEDを置くのか、置くならどこに何台かなどを論議しました。結果的に

AEDが役立つ場面はこれまでも多かったです。医師が到着する前に治療が可能ですからね。

　AEDは優れもので、除細動（電気ショック）が必要かどうかを自動的に判断します（心電図は表示されず機械の中で解析が行われます）。除細動が必要なときは、そのことの音声が流れて、あとはボタンを押すだけでいいのです。

　除細動（電気ショック）が必要な不整脈は、「心室細動」「心室頻拍」であり、ともに心肺停止か、それに近い状態で危険な不整脈です。除細動（電気ショック）が遅れれば、それだけ救命率が下がります。

　M看護師が、除細動のボタンを押しました。そして、その後すぐに胸骨圧迫（いわゆる心臓マッサージ）を行いました。

　しばらくしてT君、
「ちょっと！　ちょっと！　ちょっと！」
　自分の胸を押されているのにびっくりしたのか、大きな声をあげました。意識が戻ったのです。

　H病院は地下に職員食堂があります。
　このことが起こったのは、お昼前11時40分頃のこ

とです。看護師などの医療者は、時間差で食事をとることが普通です。病棟が空っぽにならないために、食事も「早行き」「遅行き」などに分けています。

　この日の、11時40分には3人が食堂で食事をしていました。そこに、T君がやってきて、食事を発注したかどうかをチェック表で確認しているときに倒れたのでした。

　食事をしていた3人はすべて事務職で、医師も看護師もいませんでした。A君は、すぐに胸骨圧迫を始めました。B君は、外来に人を呼びに走りました（のちに彼は、すぐに電話すればよかったと反省していましたが……）。C君は食堂を出た後、食堂に向かっていたS医師に事情を伝えました。食堂に入ってくるとS医師は、すぐに胸骨圧迫を代わり、そこに食堂に入ってきた施設課のD君に……「AED持ってこい！」と叫びました。

　B君の知らせで食堂に駆けつけたM看護師が、「業務連絡99番」の全館放送を指示し、業務連絡を聞いて多くの人が集まってきました。

　ほぼそれと同時にAEDが到着し、T君に装着したちょうどのときに私が食堂に到着したことになります。

　T君は意識が戻りましたが、検査の結果「外傷性く

も膜下出血」も起こしており高次医療機関に転院となりました。AEDの解析の結果は「心室細動」でした。素早い除細動（電気ショック）により救命できたと考えられます。その後T君はICD（植え込み型除細動器）を植え込まれてH病院に帰ってきました。

　あのとき……すぐに胸骨圧迫を始めた事務のA君！
　外来に応援を依頼するため飛んでいった事務のB君、「AED持ってこい！」と言ったS医師！
（はたして、私であったらAED持ってこいと言えたかどうか？）
　AEDを取りに走った施設課D君。
（実はD君はAEDを設置した本人で、どこに一番に近いAEDがあるかを知っていました。再現すると、AEDを持ってくるまで32秒43でした！）

　心肺停止、特に心室細動のときは、迅速で絶え間ない「胸骨圧迫」、そしてできるだけ早く除細動を行うことが基本となります。今回のT君に起こった出来事。病院内で起こったから……周りが医療者だから……当たり前の対応のようにも見えます。しかし、いつも元気な職員が食堂で倒れた場合、思考が止まってもおかしくはありません。思考が止まらず、基本に忠実に心

肺蘇生を実践できたことがいい結果をもたらしました。

　多くの病院がそうであるように、H病院でも「救急医療チーム」が定期的にすべての職員にBLSの実践実習を実施しています。いざという時に動けるかどうか？　こうした訓練は本当に重要ですね。ちなみにH病院の救急医療チームを引っ張ってきてくれたのはS君でした。彼は、看護師と臨床工学士、両方のライセンスを持ち、現在は管理事務として頼もしい人です。

　そのSI君から、大切な話を聞きました。実は彼の大親友が心臓突然死で亡くなったのだそうです。SI君は、親友の死を受け止めることができず、自分の中で消化するために以下のように自分に言い聞かせたそうです。

　「彼のように心臓突然死で亡くなる人を減らしたい。BLS、AEDを職場だけではなくて、一般の人にも広めたい」

　こうした気持ちが原動力となって……具体的な活動としては、①BLS講習会を職種問わず何度も行った。②「健康まつり」（これは患者さんや地域の方が参加する祭りです）で救急医療チームとしてAED普及ブースを出し、舞台で寸劇もした。③班会（これは地域の「友の会」の中に班があるのです）でBLSや

AEDの学習会を何度も行ったなどなど、着実に普及活動を行っていたのでした。

　胸骨圧迫を始めた職員のA君も、救急医療チームの働きかけで、しっかりとBLS講習を受けていたのでした。

　生きた実習を続けてくれた「救急医療チーム」、それを実践できたスタッフのみんな、そして……救急チームを引っ張ってくれたSI君にGood Job!!!

その10
みんなで観る映画
～映画上映会の話

　映画は、一人で観るのがいいのか？　それとも、み
んなで観るのがいいのか？　これ……たぶん個人の好
みもあるでしょうね。じっくり一人で余韻にひたりた
い……それに、感動した涙目を人に見られたら恥ずか
しい……なら、やはり一人か？　いやいや、そうした
感動をみんなで分かち合いたい……そりゃやっぱり、
みんなで観たほうが……。

　孤独が大きく健康とかかわっていることはわかって
きました（「孤独」と「孤立」は違うとの意見もあり
ますが）。それを考えると、やはりみんなで楽しく映
画を観ることの意味は大きいのだと思います。「あ～、
この映画よかったね」「あのシーン素敵だったね」こ
うした共有した時間を持てることが、映画そのものの
良さに加えて大切な意味があるのだと思います（同じ
ようなことが、最近読んだアンデシュ・ハンセンの
『ストレス脳』にも書いてありますね）。

　H病院では、数年前に「映画上映会」を計画しまし

た。そう……みんなで、楽しもうという企画です。どちらかというと、外出の機会の少ない患者さん、ご高齢の方……在宅の患者さんにも来ていただきたい。もちろんそれ以外にも……みんなで観たい人たちにも来ていただきたい。こうしたことから、この上映会企画が始まりました。

　上映会がうまくいくためには……①まず、来たいと思っていただかないといけない。そして……病院まで来るのが困難な方の場合、「足」を確保しよう。②来てくれた人が、本当に楽しかったと思えること……これが重要と考えました。

　最初の上映会での映画は『幸福の黄色いハンカチ』（山田洋次監督）でした。上映会前日に、参加してくれる方何人かに職員や医学生が訪問もしました。実は、この企画には医学生も参加してくれていました。そうして顔見知りとなったうえで、翌日は車で迎えに行きました。

　さて、当日……あまり暗幕がうまくいかず少し観にくかったのですが、多くの方が来てくれました。

　2回目は、寅さん『男はつらいよ　花も嵐も寅次郎』、そして、3回目は『ローマの休日』でした。

　来た人が、「また来たい」と思えるぐらい楽しんでくれることが大切です。このために、上映会後に少し、

みんなでワイワイする時間をつくりました。グループ
ごとになって、そのグループには職員も入って……。
そして、一定時間たったところで、
「せっかく、各グループ楽しそうに話されていました
ので、みんなで楽しまないと、もったいない」という
ことで、各グループに発表してもらいました。
「あの映画に出てきた……あそこ行ったことあるよ」
「うん、私は、ここを知っている」
　だんだん自慢大会になり、そして……どんどん脱線
していきました。そして、昔何をしていたか？　みた
いな話になりました。
　在宅で治療を受けられている福部さん（仮名）が、
「俺、昔エレキ弾いとってん」「○○（有名な歌手）
と知り合いやねん」
「え〜、すご〜い」と、みんなから歓声が……。
　そしたら、負けじと岡部さん（仮名）が、
「俺、昔……暴走族しててん」
「え〜、すご〜い」
　なんとなく別の歓声が (-_-;)。

　福部さんも、岡部さんも……本当だったかどうかは
わかりません。でもそんなこと……あまり関係ないで
すね。楽しい時間です。

『ローマの休日』の後、心臓の手術をされたばかりの矢部さん（仮名）が、「私ね……昔からオードリー・ヘプバーンにあこがれていたんですよ」と少しはにかみながら話されました。

　でも、確かに矢部さん……その目はキラキラして、華やかで、とても素敵な方でした。どことなく……オードリー・ヘプバーンの雰囲気を持っているように思います。

　映画が終わって、自宅まで送らせていただきました。「引きこもり」されていた男性と90歳を超えた女性が同じ車になりました。その車の中でも話ははずんだそうです。その二人は今でも診察のときに、そのときの話をしてくれます。

　あの時の福部さんも岡部さんも、残念ながら今はもういません。「次の映画も行きたい」と言ってくれてましたが……。残念です。コロナの関係で上映会は長らく中断しています。

　また、早く再開できたらいいですね。また、変な（？）出会いが生まれるかも……。

　やはり、映画は「みんなで観るもの」……かな。

その11
肝っ玉母さん
～「家に連れて帰ります」

　今回の主人公は、患者さんではなく、その妻、奥さんでございます。時々びっくりするぐらい肝が据わっているというか……こちらがびっくりするというか、感動するというか……そうした「お母さん」がおられます。私が感じた「肝っ玉母さん」について書きたいと思います。

　野田さん（仮名）を初めて診察したのは、野田さんが60代のときです。50代で脳梗塞となり、60歳そこそこで心筋梗塞となりバイパス手術を受けられていました。もともと高血圧や糖尿病もあるので、その治療も継続して行われていました。脳梗塞の影響で、軽い麻痺はありますが当時は普通に外来に通院されていました。仕事は、もともと1級建築士をされていたのですが、性格は頑固であり、マイペースな方でございました。

　診察のときは、胸部の聴診では、普通は服をまくり上げていただいて行うのですが、野田さんは、ゆっくりゆっくり1枚ずつ上着を脱がれて、上半身はだかに

なってくれます (-_-;)。

　実は……時間がかかるので、「服を上げるだけで、いいですよ」と言うのですが、聞いてくれたためしはありません。そして、診察が終わっても、ゆっくりと1枚ずつ服を着られるのでした。私の外来は予約診察であることが多いのですが、ほとんど予約時間通りいくことがありません。そうした診察ですから、正直時間は気になります……服を着終わるまでは、心の中で汗をかいておりました (-_-;)。

　元の病気もあり、その後は心不全や脳梗塞再発での入退院を繰り返すことになります。あるとき、脳梗塞で入院となりました。幸い新たな麻痺は目立ちませんでした。急性期の治療が一段落しましたので、「急性期病棟」から「回復期リハビリテーション病棟」に移ることになりました。

　病棟は、いろいろ機能が分かれています。H病院は4つの病棟があるのですが……それぞれ機能が違います。「急性期病棟」「回復期リハビリテーション病棟」「緩和ケア病棟」「地域包括ケア病棟」があります。

　主治医は「さあ、今からしっかりリハビリをして自宅退院を目指しましょう！」という気持ちでいたのですが……。当のご本人は、リハビリを行うことを全く

納得していませんでした。もちろん「急性期病棟」のときからリハビリは行っていたのですけどね……。

野田さん「なんやねん。リハビリ？　そんなんいらんわ！」

リハビリのセラピストが説明しても看護師が説明しても、だめです。

野田さん「そんな小娘に言われたくない！」

なかなか頑固でございます (-_-;)。もちろん主治医も撃沈するのでした。

その状況を聞いて、野田さんの奥さん、「せっかく向こう（急性期病棟）で慣れたところなんですけどね。こっち（回復期リハビリテーション病棟）に来たから落ち着かないのかもしれないですね」「一度家に連れて帰ります」

ということで、すぐに外泊が決まりました。そして、外泊をしたまま退院となりました。やはり、野田さん、入院が嫌いだったから……。でも、まだ脳梗塞発症してからあまりたっていなかったんですけどね。

また、ある特殊な利尿剤を導入するために入院したときのことです。やはり野田さんの入院嫌いは炸裂……。

野田さん「こんなひびの入った病院に入れよって！(#°Д°)」

医師（ははは……まあ、確かにひびがいっぱいですけどね (-_-;)）

　野田さん「震災のときにもほったらかしやな！」

　医師（はいはい、図星でございます）

　野田さん「なんでこんなところに寝なあかんねん。俺をだまして、ここにおらす理由はあるのか!?」

　H病院は確かに、建物がやばくなっています。雨が降ると、雨漏りはする、毎月いろんなところの修理がいる。倒壊する前にリニューアルをしないと。

　しかし、1級建築士から見るとなかなか許せないのかもしれませんね。

　そして、通院が難しくなり在宅管理になりました。ある時、嘔吐発熱があり、血液検査を行うと多臓器不全を起こしていました。きっかけは誤嚥性肺炎であったと思われます。

　このときの検査結果は、肝機能をあらわすGOT（AST）、GPT（ALT）が2000 U/L近く（正常は40〜45 U/Lまで）、腎機能をあらわすBUN75mg /dl（正常20 mg/dlまで）、Cr5mg /dl程度（正常1.0mg /dlまで）、血小板も低下し、身体の中の酸素も低い状態でした。集中治療室に入院となり、野田さんの奥さんに面談しました。

医師「今回は、嘔吐から誤嚥性肺炎を起こし、多臓器不全になっています。今回はかなり厳しいと思います」

　そして、呼吸が悪くなったときに気管内挿管（気管に管を入れて）するかどうか、人工呼吸器を装着するかどうかについて相談しました。

　奥さん「今まで一生懸命に生きてきたから、それはつらいと思う。歩いて帰れるようになるなら話は別だけどね……。本人と家族とも人工呼吸器につなぐことはしないでおこうと話していたんです」

「もし万が一のときには、子供たちが間に合ってほしいとは思います」

　こうして治療方針は決まりました。悪くなっても人工呼吸器は装着しない。でも、薬剤などできるだけの治療はしようと……。

　その3日目のことです。昼頃より急に覚醒して、「なんでこんなところにおるんや！　帰りたい」と野田さん。

　意識が戻ると同時に「帰る」コールが始まりました。酸素チューブも自分で外す、当然外すと酸素飽和度は低下しますが本人はケロッとしています。座位は可能で、車いすにも一人で移れました。野田さんも不死身

であったのか!?

　だいたい、こうしたスイッチが入ると、なかなかいうことを聞いてくれないので、その日のうちに奥さんに来ていただいて面談することにしました。私は、外来診察がありましたので、診療が終わってから面談することとしました。

　外来が終了して病室に行くと、奥さんが野田さんの荷物をまとめています。

　（？？？？）

　医師「どうしました？」

　奥さん「あ、この人、言い出したら聞かないから」

　医師「？？？」

　奥さん「家に連れて帰ります」

　医師 (-_-;)(-_-;)(-_-;)

　一番悪い時を脱したとはいえ、まだ、血小板は下がっていました（血小板が下がるのは、やはり重大なことが起きていることと普通考えます）。GOT500、GPT900、BUN66.5、Cr2.65、血小板数7.8万（正常は14〜37ぐらいです）がそのときの検査結果でした。自宅で急変があることも伝えましたが、結局、その日のうちに退院し、帰宅されました。

　その後は、往診で経過を見ていたのですが……、

びっくりすることに3日後の血液検査は、大きく改善していました。

　それから1年以上、それほど大きく悪化することなく自宅で穏やかに生活されていました。この状態で1年以上、穏やかに過ごせたこと自体不思議なんですが……。

　やはり心臓も腎臓も悪い状態です。あるときから、食事はとれず、うわごとを言うようになってきました。ご本人にも、ご家族にも入院という選択肢は頭からなかったようです。在宅で治療を続けてきましたが、難しくなってきました。必要最小限の点滴、夜間には少し眠れるような調整も行いました。もう、あまり長く頑張れないところまできていました。

　医師「厳しくなってきました。あと数日だと思います」

「点滴を継続するかどうかですが……？」

　奥さん「今は、本人は幸せに見える。本人が楽に逝くほうがいいと思います。もう、十分好きなことはやってきたと思いますからね」

　こうして、点滴は中止しました。それから……5日後、野田さんは旅立たれました。

　どうしても、病院では患者さんご本人が入院に納得

していない場合、あるいはせん妄状態になっていると
きなどは、ご家族に来ていただくことが多くなります。
ご家族に状況を知っていただきたいということもあり
ますし、ご家族からの説得も期待したりします。本来
は、病院で何とかすべきなのですが、残念ながら、病
院の体制からみて、なかなか難しいのが現状だといえ
ます。

　かなり病状が悪化したときや、精神的に不安定に
なったりした時に、ご家族は自宅で看ることはためら
われることが多いし、それが当たり前だと思います。

　なぜ、野田さんの奥さんは……連れて帰ることがで
きたのだろう？　そして、あれだけ悪くなっても最期
まで自宅で頑張られたんだろう？　やはり「肝っ玉母
さん」としか言えないなあ。

その12

肝っ玉母さん
～「笑う門には福来る」

　なんで、この人は、こんな大変なことでも笑っていられるのだろう？　そう、思うことがあります。今回はそうした、すごい方の話です。

「笑う門には福来る」……そう、笑うことはとてもいいですよね。「よく笑う人」のほうが「あまり笑わない人」より、「自分は健康」と思う頻度が高く、「自分は健康」と思う人は、本当に健康であることが多い。回りくどいことを言ってますが……要するに「笑うことは、心身ともにいい」というのは間違いなさそうです。

　しかし、よく笑うから、いいことがあるのか？　それとも、そもそも笑えるだけの背景（それまでの成育歴や環境）があるからなのか？

　今回は、錦武（にしき・たけし）さん（仮名）、美代さん（仮名）ご夫婦の話です。もうずいぶん前のことですから……私自身記憶がなかったのですが、のちに奥さん（美代さん）から伺った話では、武さんとH

病院との最初の出会いは、他の開業医の先生からの紹介であったようです。

　おそらく検査の依頼でご紹介いただいたのだと思います。武さんはH病院を受診した後、「もう、今後は全部H病院で診てもらうからな」と言って、当院に定期通院されることになったとのことです。何か、H病院を気に入ることがあったのでしょう。

　武さんは、非常に穏やかな方で、人にも遠慮する方でした。その方が、こうしてH病院に通われるようになったことは、つい最近知りました。

　武さんは、40代で心臓の病気を指摘され、ペースメーカーが植え込まれていました。その後ペースメーカーの断線（ペースメーカーは通常は、静脈からリード線が心臓の中に挿入されていますが、そのリード線が途中で断線することがあります）などもあり、他院で入退院を繰り返していた経過もありました。当院を受診された時には、かなり重度の弁膜症でした。弁膜症のために手術が必要で、神戸市の基幹病院を紹介しました。結局、大動脈弁置換術（弁を人工弁〔金属弁や生体弁〕と交換する治療）と冠動脈バイパス術を受けられて無事帰ってきました。そのときの心臓血管外科の主治医は、実は私の大学のときの同級生のF医師でしたが、手術前から、「かなり重度の弁膜症やな

あ」と話し合っていました。

その後も、何度か心不全による入退院を繰り返していました。途中で、口の中の違和感がどうしても取れなくて気になって仕方ない状態になったり、指先が冷たくなって膠原病を疑ったり、いろいろな症状が出たりもしました。

心臓の手術をしてから、ちょうど10年後、心臓の周りに血腫ができたため、再手術を行いましたが、この時も心臓血管外科はあの同級生でした。そのことは、ご家族は今でもしっかり覚えていました。「やっぱり遠山先生と同級生のF先生でした！」と。

その前から少しあったのですが、入院すると「せん妄」が起こるようになっていました。

「煙が充満しているから、ここで寝るんや」（心不全で入院中、ロビーで寝ることも）

「妻が呼んでいるから……今から、ポートアイランドに行きます」など。

先ほど触れたように、武さんは、もともと非常に穏やかな方ですし、人に気を使われる方でした。心臓の手術の後、H病院の「ハートクラブ」という患者会にも入っていただいていたのですが、いろいろな症状があり、そのことで気を使われるため、残念ながら退会されました。

武さん「先生、ごめんな。ハートクラブ退会します
ね」
　（残念です。とても楽しい気さくな会なんですけどね）
　でも、退会するまでは時々ハートクラブには参加さ
れて、決して目立つことはないものの穏やかに笑って
いた印象があります。

　武さん、徐々に認知機能が低下し、筋力も低下して
きたため在宅管理になりました。訪問診療、訪問看護
を受けながら療養していくこととなったのです。
　認知症は、残念ながら進行していく病気です。
　「ものがどこにあるかわからん」から始まって……い
ろいろと症状が出てきました。
　ある日のこと、美代さんは自宅にいたのですが、武
さんは美代さんの履物で出ていったそうです。このと
きはすでに下肢の筋力は弱っていたはずなのですが、
歩くのは速かったそうです。あわてて追いかけて、
やっと追いついて「帰ろう」と言っても、全く帰ろう
とせず、国道43号線（片道3車線の基幹道路）を
渡ってしまったそうです。かなり渡りきるのに時間も
かかるし、ひやひやしたことでしょう。
　近くのおばさんが出てきて、電話してくれたみたい
ですけど、タクシー会社にはうまくつながらず、結局

警察官２人が来てくれました。武さん、美代さん４人で家に向かい、途中で美代さんが自宅まで車いすを取りに行って何とか帰ってきたとのことでした。

　この話、後から美代さんから聞きました。

　美代さん「あはは……それが、こないだ大変なことがあったのよ」

「勝手に出ていって、動かなくて困ったのよ……あはは」

「あはは……それで警官３人も来てくれて帰ったのよ」

　とても、楽しそうに話してくれるのでした。

　また、武さんは、夜に活動することも増えてきました。ガスコンロに、プラスチックのごみ箱をかけたこともあったようです。いや～危なかったですね。その後、「触らない」「消して」と張り紙をしたらおさまったそうです。

　美代さん「こないだね、火のついているガスコンロにごみ箱を置いてたのよ……あはは」

「そして、張り紙したらおさまったのよ……あはは」

　そして、夜に台所に行って、冷蔵庫や水屋を開けるようになりました。そこで、美代さんは娘さん（娘さんも同居されています）と相談して、冷蔵庫や水屋にテープを貼るようにしました。

美代さん「夜もごそごそしてね。いつも台所の冷蔵庫なんかを開けるんよ。あはは……」

「それでね、娘と相談して、テープ貼ることにしたんよ」

「そしたら、なんて言ったと思う？『あのなあ、開けにくいから、もう少し緩く貼ってくれ』だって。あははははは……」

　とても楽しく話してくれるのでした。

　認知症のご家族がおられる家庭は、いろんな形で苦労しています。多くは家族が疲れ切り、笑顔が消えてしまうことも多いと思います。特に介護保険がない時代の在宅サポートがほとんどなかった頃では、本当にご家族は大変だったと思います。実は私事ですが、ずいぶん昔、私の家族も認知症を発症し、介護者である私の母親は非常に疲れ切っていたことがあります。その頃、ほとんど私は戦力外でしたが……。

　なんで、この人いつも明るいんだろう？

　あるとき、お二人の生い立ちについて伺うことがありました。武さんは7歳のときにご両親が離婚され、親戚夫婦に預けられたそうです。多くのことは話されませんが、いろいろ苦労があったようです。ある寄り

合いのときに、おじさんが「こいつは、うちの居候です」と周りの人に紹介したとのことです。

　いつも明るい美代さんはどうだったのか？　3歳のときに母親が亡くなられ、父親と祖父が10歳まで育てたそうです。運動会は、誰も見に来ないので教室で一人でお弁当を食べていたそうです。「でもね、全然寂しくなかったのよ。あはは……」

　少し境遇が似ているお二人、結婚してからはケンカしたことはなかったそうです。決して恵まれた環境ではなかったのに……なぜ、いつも明るくいられるのか？　直接美代さんに聞いたことがあります。

「さあ、なんでかなあ？　妹にもよく言われるけどね」

「なんか引きずらないんですよね」

　おそらく、ご夫婦の関係もあったのだと思います。穏やかな武さん、認知症になっても、その穏やかさはそれほど変わりませんでした。しかし、それにしても、やっぱり世の中にはすごい人がいるものです。

　武さんですが、ある時期から急激に弱ってきました。だんだん経口摂取はできなくなり、意識もうつらうつらする時間が増えてきました。

　ある時、訪問診療に行ったとき……、武さんが「ありがとう」と弱々しいながらも話してくれました。

後で聞いたのですが、娘さんが、「今日、遠山先生が来るから、『ありがとう』と言う練習をしよう」と言って、武さんと練習をしてくれていたそうです。

　そして、武さんが「ありがとう」って話してくれたときに、娘さんもとても喜んでくれたのでした。

　そして、本当に枯れるように武さんは逝かれました。

　美代さん「本人にとって一番良かった。最高の幸せだったと思います」

「どこでも気を使う人だから……家が一番」

　武さんが亡くなられてから1年以上が過ぎ、美代さんに聞きました。

「何が一番良かったですか？」

　美代さんは「一番、幸せと思ったのは……H病院と縁ができたことだと思う」

「そう、守られていたと思うよ」と。

　このときも、明るい笑顔で話してくれました。こちらこそ……素敵なご縁をありがとう。

第2部

医療の現場で思うこと

その13
食べること

「もし、好きなものが食べることができなくなった
ら？」

　病院のあるスタッフは、「もし好きなもの食べるこ
とができなくなったら……。そんなこと考えたくない
なあ。おいしいものを食べられない人生は……どうか
なと思ってしまう」と素直に話してくれました。でも、
医療者は患者さんに、いろんな「食事指導」を行いま
す（あまり『指導』という言葉は好きではありません
が……）。

　実際、食事内容を制限しなくてはいけない患者さん
は多くいます。糖尿病のカロリー制限、心不全の塩分
制限、腎不全の塩分タンパク制限……。そして、いろ
いろな理由で食べること、そのものができない、禁止
せざるえない患者さんもいます。食事は治療の一環で
すし、「口から食べること」が元気の源であることは
間違いないのですが……一方で、「食べることができ
ない」患者がいる。そうした医療現場で「食べるこ
と」を考えてみました。

山田修二さん（仮名）は、80代の方です。ご家族の話では、頑固な性格で「昔から、言い出したら聞かない」とのことでした。胃がんの手術をされてから体重はずいぶん減ったようです。H病院には「ふらつき」精査のために短期間入院されましたが、そのときは少ないながらも普通に食事もとれていました。退院してから、1か月半後ぐらいに他の病院に「間質性肺炎」の疑いで10日間ほど入院されました。もともと細い体形でしたが、退院したときには体重はさらに3kg減ったそうです。このときはすでにコロナのために、入院中、ご家族は修二さんに会えませんでしたが、退院時にはその変わりようにびっくりしたそうです。自力歩行で入院したのですが、退院時は車いすになっていました。

　退院して3日後、往診に伺いました。確かに、前回の入院のときと比べて、ずいぶん痩せていました。このときの診療録（カルテ）には、「るいそう著明。食事全くとれない。ずっとうつらうつらしている」と記載があります。「るいそう」とは極度の痩せのことで、脂肪組織がほとんどない状態になっていることが多いです。高度脱水もあり、入院してもらうこととしました。

　入院後、輸液で脱水は改善。意識もはっきりしてきました。ご本人は、「歩きたい」「食べたい」という意

欲も出てきて、嚥下訓練を含めたリハビリを進めていきました。かなり筋力も落ちた状態で、座ることがある程度安定しましたが歩行はかなり難しい状態でした。

　また、嚥下機能のほうは、嚥下機能検査を行い訓練も続けましたが、ゼリーやとろみを濃くつけたお茶程度しか飲めない状態でした。

　しかし、ご本人は「早く帰る」と「帰りたいモード」にスイッチが入り、不十分ながら退院し在宅でフォローすることとなりました。退院時の面談で嚥下機能を担当したセラピストからの説明は次の通りでした。「嚥下評価では誤嚥のリスクが高く、ミキサー食ととろみを使用しています。家でもとろみを使用しミキサー食で。姿勢は60度、左向きのほうがいいです」

　これを聞いた修二さん。「好きなものを好きなときに食べられないぐらいなら死んだほうがいい。情けない」

　ご家族は、しっかりと聞いてくれていました。ご家族は、妻と息子さん二人。皆さんすごく優しい方で修二さん思いです。「修二さんにとって、何が大事か」という視点で考えくれていました。

　退院時に、食事について、いろいろ具体的な注意点は説明させていただいたのですが……。

　訪問看護師によれば、退院した夜は、退院祝いで「すき焼き」の、お肉2枚、豆腐と、アイスを摂取、

翌日朝はパンにジャムを塗ったものを食べたとのことです。むせずにしっかり噛んで食べたと……。訪問看護師の、少しびっくりした顔に……修二さん「うん。食べれた」とうれしそうにしていたようです。

　少し戻って、退院した直後の様子は……息子さんがおんぶして自宅に帰ったそうです。帰ってきていきなり、修二さんは「なんか食べたいな。今日は退院やったから朝も食べさせてくれなかった。パン食べさせろ」と言って伝い歩きで自分で台所に行ったということです。

　T訪問看護師が気持ちを聞いてくれていました。

　T看護師「昨日、死んでもええから好きなもん食べさせろって言ってたけど、どう思っているのか知りたいんです」

　修二さん「うん。死んでもええねん。普通のもんを食べたいねん」

　妻「私たちも昨日話したんです。退院したばかりだし、本人の好きなもんを食べさせたいなと思って。制限するのもかわいそうだし。食べれそうだしね」

　T看護師「食べて詰まったりして、誤嚥して咳いっぱいして、熱出したりして苦しい思いをするのは本人だけど、それでも好きなものを食べたいのですか？

とろみをつけた食べやすいものを食べて、長く奥さん
と安全に生活するのはどうですか？」

　修二さん「もう何回も同じこと聞くな！　ええねん。
もうな、好きなもん食べて死にたいねん」

　ここで、このＴ看護師さんのすごいことは、完全
に否定するのではなくて、次のような注意だけをした
ようです。

「刺身、キノコ類、こんにゃく類は詰まりやすいから
やめておいてくださいね」

　余談ですが……このＴ看護師さん。いつも感心す
るのは、価値観を押し付けるのではなく、ご本人とご
家族の気持ちに寄り添って、話を聞くことです。かと
いって、必要な注意点はしっかり話してくれます。

　入院中はゼリーやとろみをつけたものだったのに
……入院中の評価が間違っていて、このまま食べてく
れたら。この報告を聞いて思っていましたが……残念
ながらそうはいきません。

　その翌日には、昼食（このときはペースト食にお粥、
ゼリー、アイスクリーム）の後に、ゼーゼー言い出し
たとのことで看護師が臨時訪問しています。このとき
は吸引することで改善しています。

その数日後に私が訪問診療したときには、修二さん、元気なところを見せたかったのか、頑張って家の中を歩いてくれました（実は、この姿を病棟のみんなにも見てもらおうとビデオも撮らせていただきました）。

　しかし、やはりその後、発熱、酸素飽和度低下を繰り返すようになりました。つまり、誤嚥を繰り返すようになったので、在宅で、抗生剤の点滴などを行ってきました。もともと、入院が大嫌いな修二さんですが、「入院したい」と言うようになりました。修二さん思いの奥さん、息子さんたちは、入院すると面会できなくなるから、「できるだけ入院せずに」と考えられていたようです。しかし、修二さんの状態を見て、ご家族も入院を納得されました。

　今回の入院では、ご本人、ご家族と以下の2点を確認しました。①ご本人・ご家族のお気持ちもあり、あまり長期の入院ではなくできるだけ短く、2週間以内の退院を目指します。②在宅で、食べられないときのために点滴するためのルート（長期間使用できる点滴ルート）を入院中に確保しましょう。

　食べることができないときや不十分な場合は、他の方法で栄養を摂る「代替栄養」を考えます。代替栄養は胃瘻や経鼻胃管など経管栄養が主流ですが、点滴を

する方法もあります。点滴をする方法として、CVポートやPICCカテーテルという管を入れて、ある程度カロリーが高い点滴もできるようにする方法もあります。PICCは末梢の静脈から心臓に近い太い静脈（中心静脈）まで管（カテーテル）を入れることを言います。かなりのカロリーの点滴もできますし、もともと血管が見えなかったり細かったりでなかなか点滴できない方にも、長期間使用できるので、在宅などでの管理はしやすくなります。この治療も、本当にすべきかどうかは、よく考え、よく話し合う必要があると考えています。

　修二さんの場合、以前から胃瘻などの経管栄養は希望しないことは確認していました。

　妻のお兄さんたちは誤嚥性肺炎で亡くなったそうです。胃瘻については知識があったようで……「私たち夫婦で、胃瘻はしないでおこうねって、昔から話をしていました」と奥さん。

　入院してからすぐに、修二さんは「先生、いつ食べれるんや？　いつ家に帰れるんや？」と。

　ある日、奥さんには、「食べるものを持ってこい」と携帯電話に連絡があったということも聞きました。

　一時期は、改善方向に向かっていましたが、やはり

入院していても誤嚥は繰り返します。

　いろいろな治療に反応しなくなりました。残念ながら入院されて2週間後に「誤嚥性肺炎」、それによる「呼吸不全」のためにお亡くなりになりました。

　亡くなられてしばらくして、訪問看護師さんがご家族を訪問しています。その記録には以下のように記載されていました。

　修二さんのところに奥さんのベッドが置いてあった。祭壇は台所から見えるところに置いてある。65歳のときの遺影に奥さんは「若返ったでしょう」と。

「寂しいわ。また、生まれ変わっても一緒になりたいと本人に伝えることができた。本当に、H病院、訪問看護師の皆さんによくしてもらった。訪問看護師さんには毎日来てくれて本当に助かった」

「食べたがっていたから、息子もないしょでアイス食べさせていたらしいのよ。最後は病院だったけど、あの状態なら仕方なかったと思うわ。家では無理だったと思うわ」

　修二さん思いのご家族の顔が頭に浮かびます。

「食べること」は言うまでもなく、生きることの基本です。でも「食べることができなくなったとき」どう

考えるのか？　食欲がなくなり、食べることが苦痛になることもあります。そんな状態になったある人は、CVポートを挿入して、栄養を確保できるようになって「ほっとした」と言われました。「食べろ食べろ……と言われるのが苦痛だった」と。

　修二さんの場合は逆でした。ご本人は食べたくて食べたくて仕方ないのに、嚥下障害のために食べること自体が危険なのです。脳梗塞後遺症で麻痺はほとんどないのに、失語症と重度の嚥下障害で、全く食べることができない方もいます。

　ご高齢の方が増えてくる中で、嚥下障害は大きな問題の一つと言えます。嚥下機能検査や、嚥下しやすい食事もずいぶん工夫されています。修二さんの場合、嚥下評価で、食事の形態・姿勢について評価されました。ただ、私が言うのもおかしいかもしれませんが……「60度にベッドを上げて、首を左に向けて、ゼリー・とろみがついたものを食べたり飲んだりする」のは、あまり食事をした気にならないかもしれませんね。

　ご本人、ご家族の価値観を大切にしながら、医療者は医療者の視点で提案しながら……医療はつくっていくしかないのだと思います。そう、T訪問看護師の姿勢がそうであったように。

修二さんは、結果的には誤嚥性肺炎が亡くなる原因となりました。しかし……もし食べなかったら、もっと長生きできたかどうかはわかりません。もしかしたら、好きなものを何も口にせずに亡くなった可能性もあります。

　「摂食・嚥下」については、いろんなところで話題になったり、地域での研究会があります。技術的な食べ方の工夫、嚥下しやすい食品、口腔内の衛生状態、薬剤の影響……いろいろ大切な要素があります。でも、もっとも大切なのは患者・ご家族の価値観や希望などをしっかり考えることだと思うのです。

　昔、地域のある会議で基幹病院のいつもお世話になっている耳鼻科の部長先生がおっしゃいました。

　「やはり、人間、好きなものを食べることが大事だと思いますよね。その人が、それで悪くなったとしても、好きなものを食べてならね」

　この先生は、嚥下機能のこともしっかり診療されている先生でした。

　私は、この発言を聞いて、「なんて温かみのある、素敵な先生だ」と思ったのでした。

その14
「言葉」の力

　同じ言葉でも、その話し方で受け取る人の気持ちが
ずいぶん変わりますね。そして、言葉だけではなく、
そのしぐさや、表情なども、相手に与える影響は大き
く変わります。

　病院では、「様」呼称を使っているところも多く
なっているかもしれません。H病院でも、かなり前か
ら一部で「様」呼称を使用しています。ただ、H病院
内でも医師は「様」呼称はほとんど使っていませんし、
私もそうしています。「形」から入ることに意味があ
ると考えるのか？　それとも、「形」だけでは意味が
ないと思うのか？　なにか……「様」を使うと、少し
よそよそしく、距離が遠くなるような気もします。そ
もそも、医療者、特に医師も「お医者様」ではないし、
患者さんも「患者様」であるほうがいいとは思えない
ですね。「医療する側」と「される側」、医学知識の大
きな乖離などを乗り越えて、医療者と患者さん・ご家
族が共に病気に向き合う形がつくられたらと思います。

　○○様と呼んでも、リスペクト（尊敬の念）が伝わ
らないこともあるでしょう。そもそも、その気持ち

（リスペクト）が希薄な場合もあるかもしれません。いくら「様」呼称を使っていても、時に、医療スタッフのその他の「言葉遣い」に愕然とすることもないわけではありません。

「あなたの、ご両親や、おじいちゃん、おばあちゃんが、そのような言葉遣いされたら、どう思うの？」

……こう問いかけたいときもあります。

　かつては（あるいは一部に今も）、患者さんを「おじいちゃん」「おばあちゃん」や、もっと砕けて「じっちゃん」「ばっちゃん」と呼ぶスタッフもいました。もちろん、この言葉を相手が不快に思ったりした場合、とんでもない暴言になります。しかし、本当に家族のような関係なら、こうした言葉遣いは、むしろ患者さんとの距離を縮めることでしょう。同じ言葉でも、使われ方や、相手との関係や、その人の人間性によって、ずいぶん変わるものです。しかし、その違いは、どこにあるのかということは明確ではありません。こちらが、勝手に「親しい」と思っているだけで、相手にとっては不快なこともあるでしょう。だから、良い「じっちゃん」と悪い「じっちゃん」の区別は難しいし、区別してはいけないのかもしれませんね。

「ありがとう」という言葉は、とても素敵な言葉です。上中さん（仮名）は90歳を超えた、男性の方です。嚥下機能が低下し、肺炎を繰り返していました。ベッドで寝ていることも多く、食事もかなり工夫しないと食べにくくなっています。

　しかし、この上中さん、病棟の看護師さんやリハビリテーションスタッフにはとても人気があります。それは、とても穏やかであり、ニコニコされており……そして、「ありがとう」という言葉に秘密があります。

　看護師の処置が終わったとき、リハビリテーションの訓練が終わったとき、そして医師の診察が終わったとき……とても素敵な「ありがとう」が返ってきます。

　文字だから伝わらないけど……語尾が少し上がる「ありがとう」は、聞く人の心を優しくさせてくれます。

　実はもう一人、素敵な「ありがとう」を言ってくれる人がいます。H病院の1階に小さい売店があるんですけど、そこで仕事をしている大川さん（仮名）。この方の「ありがとう」もとても素敵です。大川さんは、自動販売機の使い方がわからない人を見たり、困っている人がいたら、いつでも、すぐに声をかけています。こりゃ、病院の職員を超えているわ！（かつては病院の職員ではなかったのですが、もろもろの事情で、今

は立派なH病院の職員です)。

　やはり、「言葉」は、その人の人間性がにじみ出るのだろうし、「言葉」には不思議な力があります。私は、なかなか上中さんや、大川さんの域には達することができないなあ (-_-;)。

「ありがとう」は素敵な言葉ですが、それだけで、みんなを和ませる魔法の言葉ではないですよね。もちろん「様」も同じです。

　誰が、どのような気持ちで話すのか？　その人の気持ちによってこそ、「言葉」は素敵な「力」を持つのでしょう。

　さて、今日も1階の売店に缶コーヒーを買いに行こう（実は、私は、昼食後に缶コーヒーを買いに行くのが日課になっているのです）。

　今日も、あの素敵な言葉……「ありがとう」を聞くことができるかな？

その15
医師と年齢

　皆さんは、どのような医師が担当医・主治医だったらいいと思いますか？　話しやすい医師？　権威のある医師？　やはり「しっかり、診断治療をしてくれる医師」これがまず重要でしょう。そして、ある程度年齢も考えるのでしょうか？　「ベテランの医師がいい」と考える人もいるでしょうね。

　H病院から専門的な診療が必要な場合、別の医療機関に紹介します。患者さんが戻ってきて、「向こうの先生な……えらい若い医師やったで！」なんて言われることがあります。でも、その先生、私より年上のベテランの先生だったりするんですけどね (-_-;)。

　医師と患者のお付き合いが長くなると、いろいろと年月や医師の年齢に錯覚が生じてくるように思います。

　ある日、医師が集団で総回診をしておりました。元画家の友松さん（仮名）のところで……。

　医師「友松さん。どうですか？　だいぶ元気になられましたね」

　友松さん「あ！　遠山先生。お久しぶりです」

このとき、主治医は別の医師でした。

　友松さん「先生には、お世話になったなあ。この肺の手術をしてもらって」

　友松さんは、昔、肺結核になっており胸郭形成術という手術を受けておられました。今では、行われない手術です。

　医師「いやいや、その手術をしたのは私ではありませんよ」

　友松さん「いや、絶対先生にしてもらいました！」

　医師「だいたい、私は内科ですよ」

　友松さん「いや、先生でした」

　なかなか引き下がらない。

　医師「友松さん。だいいち、その手術。いつ受けられたんですか？」

　友松さん」「昭和38年」

　(-_-;)(-_-;)(-_-;)

　私、1961年、つまり昭和36年生まれでございます。私は、2歳のときに手術ができる天才であったのか？？いったい、私の年齢をいくつと思っているのかな？

　また、よく入退院を繰り返す、肺気腫の松田あっこちゃん（仮名）。この方も、とても明るく、いつも楽しく会話していました。

松田さん「先生とは、もう40年来の付き合いやな〜」としみじみと話されました。

　同室の松本さん（仮名）。この方も同じような病気で長年の付き合いです。

　松本さん「そんなわけないやろ!!」

　とカーテンの向こうから声が飛んできました。

　そう、その通り、そのとき私はまだ42〜43歳でしたからね (-_-;)。

　残念なことに、いつの間にか私の頭の上のほうがさみしくなっていました。これって気が付かないうちにくるもんですね。まあ、どうでもいいといえばどうでもいいんですけどね。

　大林さん（仮名）は、90歳過ぎのご高齢の男性で、いつも体育館シューズみたいなのを履いてやってこられます。いつものように、外来診察室に入っていただきました。いつもは気難しい顔をされているのですが、私の診察のときは少し違います。とてもにこにこしながら話してくれます。

　医師「大林さん。調子はどうですか」

　大林さん（私の頭をまじまじと見て）「先生も、よう○○たの〜!!」（○○は想像にお任せします）

これ！　それは禁句。しかも大きな声で！　隣の診察室、いや下手すると外来待合まで聞こえる (-_-;)(-_-;)。

　これを外来のたびに繰り返すので、さらに私は、いつもひやひやしているのでした。

　医師も、年を取るもの。患者さんとともに年を取っていくのも、また自然と思いますね。

　さて、医師の年齢については、私自身大きな要素ではないと思います。研修医が主治医であれば、集団で検討するため、逆に安全だともいえます。また、医療はどんどん変化していっています。私が医学生や研修医の頃にはなかった知識、考え方が入ってきています。そうした点では、必ずしもベテランの医師が優れているわけではないとも言えます。

　そうですね……最終的には年齢はそれほど大きな要素ではないでしょう。「目の前の患者さんを何とかしたい」「この人の一番いいことを考えたい」……そうした気持ちがあれば「医師の年齢」はたいして関係しないと思うのですが……皆さんはどう思われますか？

その16
医療難民
〜近くにあるのにたどり着けない医療
〜「精神疾患」と「身体疾患」

「医療難民」……この言葉はコロナ禍の中でずいぶん耳にしたように思います。

「医療難民」とは「医療サービスの享受に困る社会問題、またはその被害を受けた人々を指す言葉」だそうです。

医療機関が近くにあっても、医療を受けることができない、受けようとするのに非常な壁がある。こうしたことは医療現場で、少なからず起こっています。

今回は、精神科疾患に重篤な身体の疾患を合併した場合のお話をしましょう。

中田さん（仮名）は70代の男性です。40代で統合失調症と診断され、精神科の病院に入院されていたこともあります。H病院には高血圧、気管支喘息で内科に、統合失調症でも精神・神経科に通院されていました。H病院には、精神科の入院施設はありませんが、外来では精神疾患の方も受診され治療を行っています。

中田さんは外来通院時では穏やかな方で、精神・神経科の医師も、本当に統合失調症なのか疑問に思っていたぐらいです。

　数年前から足のしびれがあり、それが徐々に悪くなってきました。検査の結果、「脊柱管狭窄症」によるものと判明しました。そのため、R病院の整形外科に紹介して手術（「拡大開窓術」といいます）を受けられました。

　そして、術後、リハビリテーション目的でH病院に戻ってこられました。リハビリをするための「回復期リハビリテーション病棟」への入院でした。入院後、下肢のしびれや痛みは持続していましたが、リハビリテーションを積極的に頑張っておられました。カルテの記録では、表情もよく、「精神的に落ち着いている」と記載されています。カンファレンスでは、「自分でしようと『頑張ります』と無理する傾向あり。スタッフに対する遠慮もある」とあります。

　しかし、転院して20日たった頃より発熱を繰り返すようになりました。喘鳴（ぜんめい、「ゼーゼー」「ヒューヒュー」こうした呼吸音が聞こえることです）が出たり、酸素飽和度が低下したりしました。主治医は気管支喘息の悪化も疑ったのですが、途中からは心不全も合併していることが判明しました。そして、

心エコーをすると、大動脈弁に疣贅らしきものを認めました。

「感染性心内膜炎！」……いやな病気です。抗生剤を長期間投与する必要がありますし、手術も必要になることも多い病気です。

　整形の手術をしていただいたＲ病院は循環器、心臓血管外科も優れており、お願いして、再度転院していただきました。

　Ｒ病院で一定期間の抗生剤治療が行われました。そして、心臓の手術の日程も決まっていたようです。術前の検査をすると、整形外科の手術をした部位に硬膜外膿瘍を疑う所見があり手術が延期になったようです。そして……。その後、急に不穏となって退院となってしまいました。

　中田さんのキーパーソンは姪でしたが、その姪御さんが連絡をくれました。

「手術はできず、強制退院となりました」

「今は自宅にいます。精神的には落ち着いています」

　私と入院の窓口になっている看護師長と相談しました。「やはり、家にいると危険な状態。当院で受け入れることにしよう」と判断し、中田さんはＨ病院に戻ってきました。今回の入院では、私が主治医になり

ました。

　帰ってきた中田さんは、精神的にとても不安定な状態になっていました。興奮して、検温もできない。なかなか検査もさせてくれない。時に「神様」と話をしたりしています。顔つきも変わっていました。

　姪御さんの話では、「救急でR病院に転院になって、途中で背中にも何かあると言われ、リハビリを中断し、絶対安静と言われました。治癒しても希望がないような言われ方をして、パニックになったんだろうと思います」とのことでした。

　R病院からの、診療情報提供書（いわゆる紹介状）には、「精神科にもコンサルトして治療してきました。しかし、ナースに対して不適切な行動がみられたため退院となりました」とありました。R病院も、できる限りの対応をしてくれていたと思います。不適切な行動……これは、おそらく、何らかの暴力のことと思われます。暴力・暴言に対して、医療機関はモードを変えて毅然とした対応が必要とされています。その通りだと思いますが、少し特殊なケースがあると思うのは私だけでしょうか？

　落ち着かない日々は続きました。
「次に殺されるのは私ですか？」

「姪とともに、殺される」

　姪御さんは、本当に優しく、中田さんも信頼していました。姪御さんがいないと落ち着かないけど、姪御さんの顔を見ると落ち着いていました。

　あるときから、靴ベラでテーブルやベッド柵をたたくようになりました。ある日、靴ベラの先が割れて先端がとがっていました。その靴ベラを、医療スタッフに向けて、「これで刺したら死ねますか？　楽にしてください」と言うようになりました。
　さすがに、これは危ない。靴ベラを渡してもらいましたが……その後は、杖や箸箱でたたくことを繰り返していました。
　そうこうしているうちに、心不全が悪化してきました。疣贅がついている大動脈弁の逆流がひどく、そのための心不全と考えられました。ある日、ポータブルトイレに移った後に呼吸が止まりました。気管内挿管を行い、人工呼吸器装着となりました。人工呼吸器管理は約20日間でしたが、抜管した後は、今までとは別人のように精神的には落ち着いていました。

　病気としては、感染性心内膜炎で、長期抗生剤を使

用していますが、疣贅も大きく、弁の逆流もあり手術が必要です。H病院には心臓血管外科がないのですが、ここまで手をこまねいていたわけではありません。

　いくつかの病院に転院の相談をしていました。精神科でもしっかり治療を行いながら、心臓の手術ができるところ……。複数の大学病院にもお願いしました。皆さんもご存じの通り、大学病院は当然、循環器も精神科もあります。

　A大学病院（心臓血管外科）「適応ありません」

　この意味は私にはわかりません (-_-;)。

　A大学病院（精神科）「やはり大学病院で診察すべきと思いますが……そうしたベッドは今はいっぱいです」

　B大学病院「精神科でしょうか？　循環器科でしょうか？」

　え？　それは、そちらの病院が判断することでは……？

　結局、受入先はなかなか決まりません。

　そこで、以前から、ずっとお世話になっている病院の心臓血管外科の先生に直接お願いしました。このO医師は弁膜症の治療をはじめ、心臓血管外科の手術では非常に有名な先生で、いろいろな形でお世話に

なってきました。

　私「先生、こうした経過なのですが、手術が必要と
判断しています。術後落ち着けばできるだけ早くＨ
病院に戻していただければいいので、手術をお願いで
きないでしょうか？」
　Ｏ医師「わかりました。できるだけ早く受け入れで
きるようにします」
　（なんだ、もっと早く相談していたらよかったなあ）

　すぐに転院し、翌日には手術を受けられ、術後約
10日でＨ病院に戻ってきました。
　その後は、時に発熱などの症状もありましたが、大
きな体調の変化はなくリハビリテーションを進めまし
た。精神症状は、前のような攻撃的な陽性症状はなく、
むしろ意欲や自発性の低下がみられました。最終的に
は、自宅に帰ることは難しく、長期療養ができるとこ
ろへ移られました。

　精神的な病気があって、身体の重篤な疾患になった
ときに治療の場所を探すのに苦労するのは、中田さん
に限ったことではありません。そして中田さんのよう
に身体の重篤な病気が精神疾患を悪化させることもあ

りますが、こうなると、さらに治療の場所が見つかりません。

　こうした患者さんの医療を提供できる医療機関・病床がなかなかないというのが現状です。中田さんのことでお願いしたR病院、A大学病院、B大学病院を批判しているわけでは決してありません。R病院は精神科の入院施設はありませんし、この当時は、大学病院でも、疾患別縦割りの傾向が強く、精神症状をコントロールしながら循環器の治療ができる環境になかったのでしょう。

　最後に、もう一度、患者の暴力についてですが、悪質な「暴力・暴言」には毅然とした態度は必要でしょう。しかし、疾患（認知症を含む精神疾患など）によるものの場合は、どう考えたらいいのか？　やはり、その暴力を起こす背景も治療の対象として医療が必要だと思います。

その17
死を尊ぶ

　このお話は、ずっと以前、阪神・淡路大震災のとき
のことです。

　私は、阪神・淡路大震災が発生したとき、H病院で
当直をしていました。まさに、病棟で急変があり心肺
蘇生の最中でした。激しい揺れがおさまり、その患者
さんの心拍が戻り安定したことを確認した後、私は病
院の中の状況を見て回りました。H病院は被害の激し
かった地域に立っているのですが、倒壊を奇跡的に免
れたのでした（今は、何もなくても倒壊しそうです
(-_-;)）。

　病棟を回った後、1階の外来フロアに下りていきま
した。まだ、暗い中、たくさんの人（おそらく20人
ぐらい）が、頭や顔から血を流して立っていました。
病院の近くの方が、怪我をして駆け込まれてきたので
しょう。このとき、まだ私は……「かなり怪我をした
人がいるな」ぐらいにしか思っていませんでした。

　そこに、若いお母さんが子供を抱きしめながら駆け
込んできました。

「この子が、この子が息をしていないんです」

　眠っているように見えますが、確かに息もしていないし脈も触れない。病院近くに住んでいて、パジャマのまま病院に来てくれたもう一人の医師と一緒になって、蘇生を始めました。救急室は無茶苦茶に散乱しており何もできない。階段で2階に上がり、病棟のテーブルの上で蘇生を続けました。

　この子供は、そのとき1歳4か月だったそうです。（次男とほぼ同じ年だ……）と心の中でつぶやきました。

　かなりの時間（どれくらいかよく覚えていませんが）蘇生を継続しましたが……残念ながら力尽きました。その後、その若いお母さんは、子供をしっかり抱きしめたまま長く座っていました。私は、その姿を見ながら何か声をかけたいと思っていましたが、次々とやってくる患者さんの対応に追われました。そして、お母さんは、いつの間にか子供とともに姿が見えなくなっていました。

　その頃には、H病院は野戦病院と化し、1階には次々と重症の患者や、心肺停止の方が運ばれていました。

「まだ温かい。何とかして！」

「病院やろう！　何とかせーよ！」「マッサージしたら戻るんやろう！」

　ご家族の、叫びの中で、「残念ですが……」と死亡確認をしていきました。当日、記録が正確に残っているだけで73名の死亡確認をしています。

　震災当日、心肺停止でH病院に運び込まれて心肺蘇生をしっかり行えたのは、先述の子供だけでした。ほかの多くの患者さんは、何もできず、死亡を確認していきました。

　トリアージ。これは、阪神・淡路大震災後に有名になった言葉です。圧倒的に医療の需要と供給のバランスが崩れたとき、有効な医療を行うための「選別」です。

　トリアージの考え方からいくと、来院時に心肺停止している患者さんは「黒タッグ」であり、蘇生の対象にはなりません。これは、先ほど書きましたように、医療者の数に比べ、圧倒的に傷病者が多いという、需要と供給が崩れた中ではやむを得ないものかもしれません。

　病院では、患者さんとともに、病気を治したり、健

康を取り戻したり、生活を取り戻したり……そこを目指す場所です。しかし、人間の死亡率は100%であり、いつかは誰もが死を迎えます。病院で死を迎えるとき、長いお付き合いの患者さんであるなら……その付き合いの時間をかみしめて、心で「ありがとう」と言いながら見届けたいと思います。そして、ご家族がおられるなら、少しでもその時間をご家族と共有したいと思います。最期の場面では、私たちにとっても、それまでの医療そのものが問われるようにも思います。

　しかし、大震災やパンデミックはそうした「死を尊ぶ」ことを許してくれないように思います。

　これを書いている今、ウクライナではたくさんの人が命を落としています。路上に残された多数の遺体も映像で流れました。戦争は、こうした状況を人が、「人為的に」つくり出しています。なんと、悲しく、野蛮なことなのか！

　通常の医療する前提には……平和があり、そしてその前提には「地球が存在すること」があります。やはり、医療と戦争は絶対に相いれない、そして気候危機にも立ち向かっていく必要がある。強くそう思います。

その18
トリアージという名の「選別」

　前項でもトリアージに触れましたが、今回はそのトリアージについて思うことを書きます。

　「トリアージ」は、阪神・淡路大震災以降、盛んに使われるようになりました。もともとはフランス語で「選別」の意味があり、主に救急医療の現場で、患者の治療順位、救急搬送の順位、搬送先施設の決定などにおいて用いられています。

　カタカナだと、少しかっこよく聞こえますが……。時間的な制約がある場合や、需要と供給のバランスが崩れているときに多く使われています。

　震災などのときに治療の優先順位を考えるために、トリアージタッグが使用されます。重症は赤タッグ、中等症は黄色タッグ、軽症は緑タッグ、そして死亡は黒タッグがつけられます。赤はもっとも緊急性が高く、搬送を急がなくてはならない群ですが、黒タッグはもう搬送も、治療も行わない群になります。

　阪神・淡路大震災のとき、H病院は患者であふれんばかりになりました。実際病院の外にも、戸板で運ばれた患者さんが病院に入れずに多くいました。運ばれ

てきた人の中には、腹部の内臓損傷（肝臓破裂、腎臓破裂、脾臓破裂、膀胱破裂など）で外科的な治療が必要な方も多かったのですが、震災の真ん中の病院では、多くの人や時間を必要とする手術は難しい状態でした。できるだけ早く被災地以外に搬送することが求められますが、その搬送もままならない状態でした。震災時、H病院には外科医師が数名いました。彼らは自分たちの役割として、手術で助けられる人を助けたいという思いがありました。

　何人か手術適応の患者さんがいた中で、手術すれば確実に助かるという患者さんを選択して手術を行いましたが、これもトリアージです。その後は、できるだけ被災地外への搬送を努力したので、震災のときに手術した人はその方のみでした（正直言って、震災の混乱の中で、手術を行ったことについては、私たちの中でも賛否両論がありました）。

　震災以外でもトリアージという言葉が使われます。「トリアージナース」は院内に来院した患者の緊急性・重症度を判定して、診察や治療の優先順位を判断する看護師ですし、H病院でも、コロナパンデミックの中で「玄関前トリアージ」を行っています。玄関前で、体温、そして「風邪症状」を確認し、発熱や「風

邪症状」のある方は、玄関とは別の入り口の「発熱外来」をご案内するというものです。これは、院内への感染拡大予防という視点と、「発熱患者」もしっかり診察するという（大げさに言えば「受療権を守る」）という視点で取り組んでいます。このトリアージは少し意味合いが違うかもしれませんが……。

　コロナ禍の中で、多くのトリアージが行われてきました。

　第1波の頃、PCR検査は今までほど普及していませんでした。民間の検査センターでは、まだ機器や試薬が普及しておらず、PCR検査は保健所に依頼して実施していただくしか方法がありませんでした。しかし、このときは「保健所」にお願いしても、なかなか許可はおりません。かなりの時間待ったうえで「許可」が出るか、「却下」されるかです。そして、診療内容についてもいろいろ聞かれます。「インフルエンザキットは使って検査したのか？」「肺炎の検査はしたのか？」……おそらく対応する保健所のスタッフにはマニュアルがあったのでしょうが、とにかく検査をするためのハードルは高く、このためのやり取りに多くの労力が必要でした。検査の優先順位をトリアージしていたことになります。

また、重症の肺炎患者が増加した頃には、人工呼吸器治療を行うかどうかのトリアージが行われました。限られた医療資源の中で、どの患者に優先的に治療を行うのか？　基本的には患者さんの意思と、治療による改善の可能性などで考えられることが多いのですが、年齢によっての線引きも暗黙のうちにあったように思います。「基本、80歳以上の方の人工呼吸器治療はしないのが普通です」……こうした発言もあったと聞きますし、高齢の方は若い人に人工呼吸器などを譲ることの意思表示をした「集中治療を譲る意志カード」（譲カード）も話題になりました。

　また、コロナでの入院治療を受けるかどうかについても「トリアージ」は行われてきました。高齢者施設でのコロナ患者は、かなりの人数「留め置かれ」ました。

　Ｈ病院では、「コロナ病棟」も運用していますが、高齢者施設からのコロナ患者さんの入院は、かなり経過して状態が悪化してからのことが多いのが現状です。「コロナ病棟」は行政の指示による入院ですので、自分たちの判断のみで入院していただくことはできません。コロナ禍の中、入院するかどうかについても明らかにトリアージが行われていました。

　ある時点、ある場面では、どうしてもトリアージが

必要になると思います。それは、資源が限られているからです。しかし、トリアージという選別には、必ず切り捨てられている人たちがいることをしっかり見ておく必要があります。そして、「そのトリアージは避けられないのか？」という視点も重要でしょう。

　PCR検査については、実は大学附属病院などでは検査することは十分可能であったのですが、それを活用できていませんでした。コロナの患者の入院トリアージは、感染症に対応できる病床をずっと減らしてきたことも関係しているでしょう。そして、このコロナ禍の中でもさらに病床を減らそうとしてきています。

　トリアージ＝「選別」をいかにしなくてよい医療体制をつくるのか？　そうした視点は重要です。私たち医療者は、できればトリアージなんてしたくはないのです。

その19
DNAR を考える

　ある日、H病院で「業務連絡99番」のコールが鳴りました。これは、急変が起こったことを知らせる緊急全館放送で、職員は直ちに現場に駆けつけます。

　このときの患者さんはご高齢の方でした。そのときに駆けつけた医師は……「DNAR指示はどうなってる？」と叫びました。

　看護師「それは、確認していません」

　医師「え！　DNAR確認してないの？」

　その医師は、基幹病院で研修を終えて力が有り余っているような頼もしい医師ですが、確認していないことに明らかに不快感を示しました。

　実は病棟でもよくあります。

「先生、この患者さん、もし急変したらどうするんですか？　早くDNARとってください！」とよく怒られます。

　DNAR、これはdo not attempt resuscitationの略です。DNR（do not resuscitation）は「尊厳死の概念に相通じるもので、癌の末期、老衰、救命の可能性がない患者などで、本人または家族の希望で心肺

蘇生法（CPR）を行わないこと」となっています。DNARは、DNRにattemptを加え、蘇生に成功することがそう多くない中で、蘇生のための処置を試みないことをいいます（日本救急医学会ホームページ参照）。

　もう一度、この定義を振り返ってみましょう「癌の末期、老衰、救命の可能性がない患者などで」……とあります。つまり、もともとは、かなり病状の進んだ救命の可能性のない患者さんが、その病気の進行により心肺停止になったときの状況を前提としたものです。例えば、他の病態で急変した場合、例えば「ご高齢の患者さんが、食べ物を詰まらせてしまう」「癌の患者さんが肺動脈血栓塞栓症を起こして心肺停止になる」実は、悪性腫瘍に、わりと肺動脈血栓塞栓症を合併することは多いのです。が……こうした場合は、このDNAR指示の範疇には入りません。

「業務連絡99番」の急変した患者さんは、リハビリ目的で回復期リハビリテーション病棟に入院していた患者さんです。あと少ししか命がないという状態ではありませんでした。

　どうも、医療現場でも、このDNARについては、間違って解釈されているか、拡大解釈されていること

も多いように思います。高齢であるから、急変のとき、原因が何であっても蘇生は行わないみたいな、「何もしなくてもいい」というような、いわゆる免罪符的な使われ方をしているような気もします。病院によっては、入院時に、すぐにDNARの確認をとるところもあります。しかも、細かく、気管内挿管、人工呼吸器装着、昇圧剤、人工透析、輸血など、一つ一つ細かく聞くところも少なくはありません。

　私は、高齢の方でも、原因がはっきりしなければ、何が何でも蘇生すべきとは考えていませんし、入院時に蘇生についての考え方を、ご本人、ご家族に聞いておくことは重要と思います。ただ、急変時にどうするかということのご本人の意思は、そのときの意志であって、変わりうるということも重要になります。

　他院から紹介されて来られる患者さんの中でも、いろいろな場合があります。

　例えば「DNARは確認しています」と診療情報書に書かれていても、「そんな説明聞いたかな？」とピンときていない方もいますし、腎機能が悪くて入退院を繰り返す方の中にも、診療情報書には「なお、透析はしないことを確認しています」とあっても、いよいよ尿が出なくなって、説明をすると透析を希望される

こともあります。つまり、状況、病態の変化によって、考え方は変わりうるし、そのたびに確認は必要になります。

　こうした重要な決定をするのには、医療者の説明の在り方、患者・ご家族の考え方、いろいろなものが関係します。そして、そのためには一緒に考える時間が必要です。しかし……そもそも医療の現場では、こうしたことを一緒に考える時間が少なすぎます。

　病状が急激に悪化したときには、そうした時間はほとんどありません。長い付き合いの患者さんなら、それまでに、ご自身の死生観、考え方を話し合えていれば、急なときにもその考え方を共有しやすいでしょう。そして、ご家族の中でも、そうしたことについての話は常にしていることが望ましいと思います。

　本来医療は、対話を積み重ねるもの。そして、最終的な方向を一緒に考えるものであるべきでしょう。

その20
すれ違いそうなとき
〜コロナ禍の中で

　医療者と患者さん・ご家族が、うまく伝え合うことができないこと。「すれ違いそうなとき」は起こりえます。すれ違いと言えば、だいぶん古いですがT-BOLANに「すれ違いの純情」という歌がありました。これは、恋人だった者同士のすれ違いですが、今回は医療者と患者・ご家族のすれ違いについての話です。

　コロナが蔓延している中で、「発熱難民」「救急難民」などの問題が大きくなっています。そして、それ以外にも、いろいろな影響が出ています。その一つに、多くの病院で入院患者が面会禁止となり、ご家族と入院患者さんが会えないこと。また、医療者とご家族との面談もなかなか頻回には行いにくいことがあると思います。

　ある日、医局で書類を書いていると病棟のK看護師さんから電話がかかってきました。

　入院中の患者さんのご家族が受付に来ていて、「今

すぐ退院させてほしい」とおっしゃっているとのこと
でした。その患者さんの主治医は私ではありませんで
したが、当日は土曜日で主治医は不在でした。

　まず、病棟に行って、その患者さんを診察させてい
ただき、カルテの内容も確認しました。「脱水」とい
うことで診療所から入院となった患者さんでしたが、
入院時に炎症反応が非常に高く、CTなどで腸炎と診
断されていました。治療によく反応し、ここ数日でず
いぶん検査結果は改善していましたし、ご本人もかな
り元気になっていました。

　K看護師と1階外来フロアに下りて、ご家族と面談
することにしました。実は……この面談をする前には、
息子さんは、「とにかく母を連れて帰る。何が何でも
連れて帰る」と言っていたそうです。

　私のほうからは、今日は主治医が不在であること。
私が代わりに説明させていただくことを話したうえで、
現在の病状についてお話ししました。入院時炎症反応
が高く、その原因が腸炎であること。入院後絶食をし
て点滴、抗生剤治療を行い、かなり改善してきている
ことを伝えました。息子さんは、しっかりと聞いてく
れました。

　医師「どうして、今すぐ連れて帰りたいと思ったの
ですか？」

息子さん「脱水で入院したと聞いていたのに……絶食にしているって聞いて、おかしいと思ったんです」
「昔、父親が、同じようになって亡くなったんです」

　脱水なのに、絶食？　確かに、それだけ聞けばおかしいと考えますよね。お父さんの入院の経過については、詳しくはわかりません。しかし、息子さん自身は、父親の治療とその結果についてかなり不信を持っていたことがわかりました。

　息子さんは、経過の説明をしっかり理解してくれました。そして、主治医はそろそろ、食事を開始することを考えていること（カルテの記載にそうありました）を伝えました。

　息子さん「わかりました。よろしくお願いします」
「僕は昔、かなりワルだったんです。そんなときでも、母親だけは、僕をかばってくれたから……」

　息子さんの目には涙がうっすらとにじんでいました。
　息子さんのお母さん対する気持ちは、私にもK看護師にも伝わってきます。大切なことを共有できた時間、伝わり合ったと思える時間でした。

　こうした背景にはいろいろなことがありますね。まず、病状についての説明がタイムリーには難しいことがあります。ましてコロナ禍の中にあって、ご家族と面会も難しい、医師との面談もそれほど頻繁にできな

い中で、認識のずれは起こってきます。そして、息子さん自身の以前の経験です。

　お父さんの経過についてはわかりませんが、そこで何らかの不信感を持ったままでいたことがうかがえます。今回の場合、治療によって改善方向でしたが、すべてがそうなるわけではありません。もしこのときに病状が悪化していたなら……今回の面談のようにわかり合えたかどうかはわかりません。

　有田カンさん（仮名）。いろいろと心臓の病気や糖尿病があって、私の外来に通院されていました。80歳を超えていましたが、とても気のいい方で、神戸の方に多いタイガースの大ファンでした。しかし、あるとき、脳梗塞を発症されました。急性期には呼吸状態も悪く、人工呼吸器管理、気管切開も必要でしたが、何とか人工呼吸器から離脱でき、気管切開孔も閉じることができました。しかし嚥下障害（呑み込みが悪い）、失調が残り、口から食べることが困難なため胃瘻造設も行いました。

　何とか頑張って自宅に帰ったのですが、気道感染を起こし意識障害も出てきたため再入院になりました。入院後は、ご本人も頑張られてかなり改善していたのですが、ある時期から腎機能が悪化し、いろいろな薬

剤を試しても反応しない状態となりました。あと、頑張れても数日と思われる時期が来ました。

　有田さんは、ご家族思いでしたし、ご家族も有田さんのことをとても大切に思われていました。ご家族に、数日でお亡くなりになる可能性があると説明しました。

　コロナ禍の中、面会は基本中止しています。ただ、当然、状態によっては会っていただくことを許可しています。

　奥さん「家族と会わせてくれますか？」

　医師「いいですよ。ただコロナ禍の中で面会は基本中止としていますから、人数と時間はある程度制限させていただきますね」

　その日から、多くの家族の方が有田さんに会いに来られました。もちろん、一度に会う人数や時間も守っていただいていました。ただ、お孫さんは仕事の後などになることもあり、かなり遅い時間に面会に来られることもありました。

　病棟の看護師から、かなり遅い時間に来られること、多くの方が来られること（もちろん病棟に上がってこられる人数は守っていただいていました）についての意見がありました。

　ある日、たくさんのご家族が来られたときに、少し話をさせていただきました。

医師「有田さんは、本当に頑張っておられます（そう、私が厳しいという話をしてから1週間近くになっていました）。ご家族の会いたいお気持ちもわかります。ただ、夜遅い時間はできれば避けていただきたいと思います」

　奥さん「なんで、だめなんですか？」

（ご家族の、会いたい気持ちが伝わってきます）

　ご家族からは、この日でほとんどの家族（お孫さんも含めて）に会えること。家族の中には仕事の後に駆けつけているので、遅くなることがあったことを話されたうえで、今後は、日勤時間内に来ると話されました。

　奥さん「でも、会いたいし。会わせてくださいね」

　いよいよのときが近づいてきて、個室に移っていただき、ご家族に付き添っていただける時間を多くしました。そして、最期のときを迎えました。奥さん、娘さん二人、お孫さんがベッドサイドにおられました。

　みんな、「かんちゃん。ありがとう」

　あ〜、有田さんは、お孫さんにも、「かんちゃん」と呼ばれていたんですね。

　実は、私も診察のときに、時々「かんちゃん。どう

ですか？」と声をかけてましたけどね。

　そして……ご家族から「いつも、『先生は友達や』って言ってました」と。

（ありがとう。そう言ってくれるとうれしいです）

　面会を強く希望されたご家族、通常の面会よりも、頻回になったことを心配したスタッフ。ここで、改めて……ご家族は、私や病院との約束を守っておられました。また、看護師は、感染対策の視点、病院全体の状況から見て少し心配しての意見であったと思います。

　どうしても、患者さんに対する視点は、ご家族と医療者で異なります。「Only one」か？「One of them」か？

　有田さんの場合、最期のときは、ご家族も私たちも大切な時間を共有できました。

　次の章では、「それでもわかり合えないとき」について書きたいと思います。

その21

それでもわかり合えないとき
～その背景

　前章では、医療者と患者さん・ご家族とのすれ違いが起こりそうになりながら、最終的には修復できたと思われる出来事を書きました。

　でも……いろいろと努力しても（あるいは努力したつもりでも）、「それでもわかり合えないとき」は残念ながらあります。

　このような場合私が考えるに、いくつかの背景があると思います。一言でいうなら、医療者と患者さん・ご家族との非対称性ということになるのでしょうか。

　まず、医療知識についてです。これは、当然ながら、医療者はそのために存在している職業ですから、知識の差はあって当然です。病状説明のときなどには、できる限りそれを埋める努力をしますが、限定的であり、しかもこちら（当事者である医療者）からの（場合によっては都合のよい）説明ということになります。また一方で、今はインターネットで検索すれば、病気や薬の知識は得られますが、膨大にいろいろな質の情報が氾濫していますから、医療者以外の方が正確な情報

のみを得ることは難しいと思います。

　また、有田さんのことでも記載しましたが、患者さんに対する立場です。そう、「Only one」か、「One of them」かということです。これは、当然生じます。しかし、ご家族の関係も実にいろいろであり、ご家族の患者さんへの思いもいろいろです。本当に愛されているなあと思う人もいれば、最期までご家族に会うこともなく逝かれることもあります。もちろん、いろいろな歴史の中でつくられた関係でしょうから、それに対して私たち医療者が、その場だけを見て判断するわけにはいかないと思っています。

　ただいえるのは、医療者は３人称の目で見るのではなく、2.5人称の目で見ることが重要ではないかということです。この患者さんにとって、何が一番いいことなのか？　これを２人称（家族のような関係）にはなれないけど３人称（客観的な第三者の立場）ではない2.5人称の目で考えることが大切なのでしょう。家族の意見がいろいろあっても、最期は何としてもご本人の希望をかなえることを徹底した先輩医師もいました。

　ただOnly oneも行き過ぎると問題となることもあります。私は、外来はほとんど予約診療なのですが、

予約の時間から遅れることが多いので、よく患者さんに怒られます。これは当然こちらの問題で、謝罪しないといけないことです（ただ、どう考えても無理な予約数なのですが……）。しかし、いつでも自分を特別扱いしてほしいとなると……これは違うかなと思います。

　在宅医療に熱心な医師が、患者さんのご家族に殺害されるという痛ましい事件がありましたが、常識の問題とOnly oneの行き過ぎと言えないこともないと思います。しかし、こうした背景には、もっとも根本的な社会的な病理があることも、認識しておくことが重要でしょう。

　そして、情報の非対称性です。カルテ（診療録）は誰のものかという問題があります。私の知っている病院では、外来診療が終わると、その診療録を印刷してお渡ししています。H病院で推進しようとしている「私のカルテ」（通称マイカルテ）なども、できるだけ情報を共有しようとするものです。でも一方、不都合な情報を開示しないことも可能です。「カルテ開示」の制度があるにしても、そうした訴えがなければ、明らかにならないこともあります。
　診断プロセスの中で、いろいろな検査結果が所見と

して記載されていますが、それの見落としによる診断の遅れ事例は多く報告されています。こうしたことは、患者さん、あるいはご家族が気づいて情報提供を希望されるか、医療機関が自主的に報告しない限り明らかにはなりません。最近では、こうした「診断の遅れ」の報告も多くされており、医療機関の安全意識の高まりを反映したものと思います。

　さらには、「医療の不確実性」や「予期せぬ病状変化」による問題です。医療は「こうしたら、必ずこうなる」というものではありません。現在はずいぶんEBM（根拠に基づく医療）が重視されるようにはなっていますが、EBMそのものの課題や限界もあります。ただ、結果については、医療者と患者さん・ご家族ではずいぶん受け止め方が違うことがあります。

　病状の変化が本当に医療の不確実性に基づくものなのかということも問題となります。

　少し、視点がずれるかもしれませんが、最近ご紹介いただく高齢の患者さんで、「終末期の看取り」の依頼が時々あります。最期は自宅や施設では困難との判断での依頼です。確かに、ご高齢であり入院時は極端な脱水ということもあります。ただ、輸液をすることで元気になられる方もいます。患者さんがご高齢の場

合、医師は防衛のためにか、予後を厳しく説明したり、「終末期」という言葉をすぐに使うことがありますが、本当の終末期かどうかの判断は難しいものです。

　また、病院の中で「予期せぬ出来事」は起こりえます。説明できない急変、改善に向いていたはずの急激な悪化。実は、こうしたとき、医師は、（少なくとも私は）もっともストレスを受けます。重症であっても、一定の診断もついて、するべきことがはっきりしていて、ご本人・ご家族ともその情報が共有できている場合は、それほどストレスは受けませんが、こうした予期せぬ急変への対応は、もっともストレスが大きい仕事の一つになります。ここでも、本当に予期できなかったのかどうかなどが問われます。本当に「不確実性」「予期せぬ」で片づけていいのかどうかということです。医療安全という視点で見れば、徹底的に振り返り、改善策を見ていくことが重要になります。しかし、医療内容・診療内容に問題があったかどうかということになったときには、今の医療の水準から見てどうかということになります。

　こうしたときに、医療者と患者さん・ご家族との間の話し合いで納得できる場合もあれば、そうでない場合もあります。こうした場合、第三者の評価というこ

とになります。第三者に評価してもらう場合、「医療事故調査制度」と「裁判」があり、私はいくつかの医療裁判を経験したことがあります。それは、当事者としてもありますし、当事者以外で意見書を求められたこともあります。ただ、そうした経験からは、「裁判」は決して真実を明らかにするものではないということ、必ずしも正義が勝つものではないということがわかりました。「医療事故調査制度」に基づく「医療事故調査報告書」もいくつか見る機会がありましたが、これはその調査委員会の質にもよるのでしょうが、どちらかに偏った意見に見えることもあります。

　さらに、もっとさみしいことに……残念ながら、明らかな悪意を持っているとしか考えられないケースもわずかですが、あります。医療とは別の次元での「暴力」「暴言」、そして、中には悪意を持って行われることもまれにですがあります。こうした事例は非常に少ないと考えていますが、医療者が経験すると疲労もするし、医療に対する情熱を失うことになりかねません。私も少ないながら経験はありますが、ずいぶん労力がいりますし、初めから悪意がある場合は、「わかり合うこと」は難しいと言わざるを得ません。

　以上みたように、残念ながら医療の現場で、「わかり合うこと」が難しいことがあります。もちろん……そ

れでも「わかり合いたい」と願っているのですけどね。

その22
医療は「共同の営み」

　医療は、かなり非対称な部分があり、そのことが、時に医療者と患者・ご家族との間で軋轢を生むことを述べました。それを埋めるために、説明をすることが重要になるのはいうまでもありません。

　日常、医療の中で、いろんなことに「同意書」を記載していただくことが多くなっています。手術はもちろん、内視鏡などの検査をするときでも、説明したうえで同意書にサインをしていただきます。しかも、説明の内容はだんだん詳しくなっており、死亡率が0.03％以上ある検査は、そのことも説明文の中に入れるべきともいわれています。同意書の数はばかになりません。その説明をするための時間が、ある程度外来の診療時間にも影響を与えています。しかし、同意書にサインをもらっていても、しっかり理解していただいて検査、手術を進めていけているかというと、必ずしもそうとは言えません。日常的な検査の場合は、かなり形骸化しており、何かあったときの、「文書を渡して説明した」という免罪符的なものになっているようにも思います。

インフォームド・コンセント。直訳すると「説明と同意」となりますが……この言葉は、もうずいぶん知られています。ただ、医療現場でもよく変な使われ方しています。「遠山先生、ICしてください」と時に看護師さんに言われますが……これは変ですよね。

　確かに以前は、患者さんは医師の言うことを聞いていればいい、私に任せていればいいといった風潮がありました。いわゆるパターナリズムです。今でも時に聞きますが、「患者さんに、この治療をしてあげる」という言葉は、本人が気づいているかどうかは別として、私にはパターナリズム的な言葉に聞こえてしまいます。自分のことをしっかり知り、自分のことを判断し、自分で決定する……最近ではインフォームド・デシジョン（説明と決定）という言葉も聞くようになりました。自分の健康、病気、命、これに関することを知り、しっかり情報を受け止め、最終的に決定するということです。しかしながら、情報をどこまで正確に伝えきれるのかは、医療知識や情報の非対称性から見ても、医療者、患者・ご家族双方のかなりの努力が必要です。

　こうしたことはとても大切なことです。しかし、一方では、自分の権利を主張することも難しい人たちがいることも事実です。それまでの生活環境、社会的状

況、いろんなことが影響していると思います。そうして、そうした方の中には、いろんな形で困難を持っている人たちもおられます。治療を拒否する方もいますし、そもそも医療にアクセスしない、アクセスできない患者さんもいます。

「医療は共同の営み」……私たちはそうとらえています。これは、いろいろな状況のある方々、これは自己決定が可能な人もそうでない人も含みますし、医療そのものにアクセスできていない医療が必要な人も入ると思います。その一人一人にとって、一番何が必要か、何が良いのかを一緒に考えていくことです。時には、一緒に悩みながらも……。

　やはり、医療者は伴走しながら「医療を共につくっていく」ものだと思っています。

その23
医師として……家族として
〜 Daddy side　父のこと

　医師の中では「ファミリーサイン」という言葉があります。これ、調べてみてもあまり出てこない言葉なので、正式な名称ではないかもしれません。「医師は自身の家族を診察すると、どうしても軽く考えてしまう（悪い結果を自然と排除してしまう）」そんな意味で使っていると思います。だから、医師は自身の家族の診察は慎重であるべきだし、主治医にはならないほうがいい……そういうふうに言われてきました。

　かくいう私は、父も母もH病院で最期を看取ることになりました。

　今回は、少し恥ずかしいですが私の家族の話をしたいと思います。

　父は、もともと銀行マンで、私の小さい頃は転勤族でした。私も小学校4つ、中学校2つを経験しています。だから……あまり幼馴染みたいな人はいません。ただ不思議なことにFacebookをし始めてからは、50年ぶりぐらいの素敵な人たちとつながるようにな

りましたが……。

　父は、昔から趣味が多彩で、釣り、麻雀、（小さいときから麻雀と釣りのトロフィーみたいなのがありました）、ゴルフ、囲碁などいろいろとありましたし、ちょうどバブル崩壊時期に銀行を早期退職しました。退職後は、「うどんづくり」や「地ビールづくり」までやっていたようです。「うどん」はさすがに香川県出身とあって、腰のあるおいしいものでした。「地ビール」は隣の酒屋さんに教えてもらっていたようです。そして、亡くなる３年前からは地元自治会の事務局長を楽しそうにしていたようです。

　だいたい、男性は退職後はすることがなかったり、地域に居場所がなくて困ることが多いと思うのですが、父の場合はそれがなかったようです。その自治会の一大イベントが終了した後に受けた検診で貧血を指摘され、近くの開業医を受診して内視鏡検査で進行胃がんと診断されました。すぐその後、H病院に入院して精密検査をすることになりました。私は早めに評価して手術かな？と軽く考えていましたが、検査の結果は、いくつかの臓器に転移が見つかりました。私の兄も医師なのですが、兄とも相談し、やはり手術は難しいと判断しました。その後、基本的にはBSCの方向となりました。BSCとはBest supportive careの略語で

「癌に対する積極的治療を行わずに症状緩和の治療のみを行うこと」をいいます。

「できるだけ自宅で」と早めに退院しました。その後のことは、母から聞きましたが、だんだん食べられなくなってきました。しかし、弱音は全く吐かなかったそうです。確かに、たまに、私たちが実家に帰ったとき、私たちが食べるのをうれしそうに見ながら、自分はほとんど食べないことが多かったと思います。

　父の気がかりは、自宅の池にいた鯉でした。いろんな学校を回って、鯉を受け入れてくれるところを探していました。ようやく隣の市の学校が引き取ってくれることになり、無事その学校に鯉を届けた後は、自宅の池を埋めてしまいました。足腰の弱い母に、池を残してはいけないと考えていたのだと思います。父は、動物も好きだったので、ほっとしたことでしょう。

　そう言えば、昔、犬や猫を飼っていたことがありましたが、年老いた歩けなくなっていた犬を抱きかかえて、散歩にも毎日連れて行っていました。そう考えると……鯉のことを優先するとは、父らしいとも思います。

　さらに、たくさんあった本は、玄関に持ってきて、友人を呼んで、欲しい本はすべて持って帰ってもらい、それ以外は処分しました。このときの友人たちには事

情は何も話していなかったみたいです。

　父親は、どちらかというと口下手なほうです。運動はいろいろできたみたいで、器械体操（今では「体操」ですね。四国代表になったことがあります）や柔道（三段でした。兄は『いや？　四段だった』と言いますが……）をやっていたとのことですが、私から見ると少し不器用でした。

　ちなみに母親は典型的な運動音痴でありましたが、面白いことに車の運転は真逆でした。父は安全運転で法定速度を守って運転し（後ろが渋滞になっても全く変わりません）、お世辞にもうまいとは言えませんでしたが、母は結構激しく運転するほうでした。車の運転で運動能力はあまりわからないものだなあ、と思ったものです。

　父は、小さいときに養子として出されたとのことで、本人からは聞いたことはないのですが、母からはかなり苦労したと聞いていました。腹部に大きな手術瘢痕がありましたが、これは大学時代、胃潰瘍で手術を受けたときのものでした。これにストレスが関係したかどうかはわかりませんが……。比較的、健康には気をつけていたように思うのですが、先ほどの通り、発見されたときには進行胃がんでした。

　母親は父親が大好きでしたから、何とかしたいとい

う気持ちが強かったと思います。私は言われなかったのですが……兄には「息子二人で、治療ができないと決めたんだな？」みたいなことを言っていたと、後で聞きました。こういうときも長男は大変ですね。

　余談ですが、母が亡くなった後に、妹が母の遺稿集「野ばら」を編集してくれました。私と違って、こういうことをまめにしてくれる妹です。この遺稿集の半分は、「二人で紡ぐ旅模様」として父との思い出のことが綴られています。

　診断されてから5か月後ぐらいに、貧血も進みだし、外来で輸血も行ったのですが、腹水の増加と全身倦怠感のために、再びH病院に入院することとなりました。2000年の1月6日でした。

　この間の主治医は私ではありません。消化器内科の医師に受け持っていただきました。ただ、入院後、腹水がかなりたまって苦しくなるので、腹水ドレナージ（腹水を抜くこと）を何度か行いましたが、それはほとんど私が施行したように思います。

　父が入院中、よく義理の姉が付き添いをしてくれていました。私が行った後には、義姉は「治彦さんが来ると、お父さん、うれしそうな顔をするんですよ」と言ってくれたのは覚えています。今から思えば……自

分の病院だから、行こうと思えばすぐ行けたのに……
あまり病室には行かなかったなあ。

　2000年1月25日、私の受け持っていた患者さんの
状態が悪化しており、かなり厳しい状態でした。しか
し、この日私は午前中、診療所の外来でした。その患
者さんのことを別の医師に申し送りをして、診療所で
外来を行っていました。

　診療所に、病院から電話が……。あ、あの患者さん
が悪化したのかな？　と思って電話に出ました。

　M師長さんからでした。

「お父さんが……お父さんが、大変です」

　父が急変したとのことで、外来は中断し、病院に戻
りました。覚えていないのですが、おそらくタクシー
で戻ったのでしょう。診療所と病院ではタクシーで
30分ぐらいかかります。

　病院に着くと、多くの医師が集まって蘇生をしてく
れていました。しかし、心拍は再開していませんでし
た。ここで少し私自身は迷いました。

「すでに多臓器に転移が確認され、腹水もたまってい
るターミナル期。蘇生を続けるか？」

「確かに、ターミナル期ではあったが、急変するよう
な状態ではなかった。それなら蘇生は続けるべきか？」

「しかも、母親は、病院にはいない。母親がいない間

に確認はできないな。（そこまでの事前の話し合いはできていない）」

　私は……兄に電話しました。急変して、心肺停止状態であること。蘇生はしているが反応はないということ。そして、母親が到着までは蘇生を続けるということ。

　兄は、すぐにその意味を理解してくれました。

　この時代、携帯電話はなく、母親に連絡がつきません。蘇生しているみんなに、母が来るまで蘇生を継続することを依頼しました。そう、私も、胸骨圧迫（心臓マッサージ）を行っていました。

　そのとき……息を切らせた母親が部屋に飛び込んできました。

「もう、あかんのやろ！」「もう、だめなんやね」

　すぐに、蘇生を続ける意味がないと感じたみたいです。

　診療録や、そのときにいた人からの話では以下のような経過でした。

　診療録「身障用トイレにて排尿後、突然車いすに座ったまま意識消失、呼吸停止される。部屋に戻り気道確保。心停止もあり」

　このときも付き添っていてくれたのは義姉でした。

義姉が父をトイレまで連れて行ってくれて、介助して
くれていたときのことです。

　義姉「トイレが終わって……立ち上がって……そし
て、『ありがとう』って……その後、意識がなくなって」
　最期まで、寄り添っていただいた義姉には感謝しか
ありません。

　母が来てから、母親の気持ちが落ち着くまではある
程度蘇生を続けよう。その間に母と話をしようと思っ
ていた私ですが、先ほどのように、もうすでに母は受
け入れていたというか、あきらめていたというか……
蘇生の継続は意味がないことを理解していました。そ
して、死亡確認をすることになりました。このとき主
治医は不在でしたが、自分の親の死亡確認をすること
を、このときはためらいました。結果的には蘇生に加
わっていたO医師が確認してくれました（O医師は
『H病院物語～私のであった素敵な人たち』に登場し
ます）。

　68歳でした。男性でも平均寿命が80歳を超えるこ
の時代。ずいぶん早く逝ってしまったともいえます。
今考えれば、トイレに行った後の急変で、癌が基礎に
あることを考えると、下肢にあった深部静脈血栓症が
肺に飛んで肺動脈血栓塞栓症を起こした可能性が高い

とも思います。

　でもそんなことよりも……。
　父親の最期の言葉は「ありがとう」でした。これは
……いかにも父らしい。そう思います。

その24

医師として……家族として

～ Mommy side　母のこと

　2021年3月26日の夜中に、兄から電話がかかって
きました。川西で一人暮らししている母が、自宅内で
転倒し、頭部を打撲、かなり出血もしているとのこと
でした。

　兄「お前のところの病院に、入院できないかな？」

（川西から神戸まで、救急車搬送してくれるかな？）

そう思いながらも、「わかった。まず病院に病床が空
いているか確認する」と言って、いったん電話を切り
ました。

　幸い、空きベッドがあるのと、救急隊も無理を聞い
てくれて、神戸まで搬送してくれるとのことでした。

　実は、母親が転倒したのは、これが初めてではあり
ません。救急車で搬送されるような転倒も、これが3
回目だったように思います。少し前にも、道路から門
までのわりと段差がある階段から、後ろ向きに転倒し
たことがありました。このときは、私は娘と一緒に川
西の病院まで駆けつけましたが、幸い大事にはいたり

ませんでした。しかし、「あの階段から後ろ向きに落ちて、よく無事だったなあ」と思ったものです。

　母には、整形外科的な病気はたくさんありました。脊柱管狭窄症の手術を受けたり、頚椎症性脊髄症がひどかったり両肩腱板断裂もあり、歩行はかなり難しくなってきていました。さらに、動脈硬化もあって、下肢の動脈が狭くなり動脈硬化性閉塞症で、いつも下肢は冷たく感覚も低下していました。また、原因のはっきりしない結節（ぐりぐりですね）が下肢に多発し、疼痛を伴っていました。

　病状については、一度はっきりさせておきたいと思っていましたし、今後の一人暮らしもかなり心配な状況になっていたのです。

　そんな背景もあって、兄は私の病院の入院を考えたのだと思いますし、それは、私も同じでした。「これを機に、しっかり病状を評価し、生活の組み立てを考えよう」。このように考えていたのですね。

　ただ、母親は結構頑固ですし、今の生活を気に入っていましたので、もともと入院は希望していませんでした。

　母は、昔、香川県で数学の教師をしていました。私

が中学生の頃、川西に引っ越してきて、偶然、香川県での教え子が、私の中学の教師になっていることがわかり、その関係で一時期非常勤の教師として、私の中学で働いたこともあります。また、その後は自宅で塾をして、多くの教え子がいましたし、ご近所にはたくさん友人がいました。いつも鍵が開いていて、しょっちゅう人が出入りするようなオープンな家でした。私たちが言う「ソーシャルキャピタル」＝「ご近所力」があったのだと思います。

　私も、H病院に向かいました。もう日付は変わっていましたが、しばらくして、救急車がやってきました。救急隊が処置してくれた頭の保護ネットを取ってみると……「ぴゅー」と勢いよく血液が噴き出しました。「あらあら、動脈出血」……看護師Oさん、放射線技師のT君にも手伝っていただき、縫合したり洗浄したり。そして、頭部CTなど、もろもろの検査をして入院となりました。

　余談ですが、その後の血液検査でかなり貧血が進行しましたので、多量の出血でした。

　さて、入院となりましたが……主治医をどうするのか？　やはり、家族が主治医になるのも、あまりよく

ないと考え、T先生にお願いしました（私もT医師ですが……H病院には、なぜかT医師がたくさんいます）。

　出血も止まり、一定病態の評価もし、リハビリテーションも進めました。母親本人は、早い退院を希望していたのですが、「自宅で生活できるように調整を行ってからにしよう」と提案し、退院を延ばしていました（私の兄と、妹ともWEB会議を行っていました）。

　私も何度か経験がありますが、ほかの医師の家族を診察するのは、意外にプレッシャーになるものです。主治医を引き受けていただいてT先生も大変だと思い、私のほうで病状を説明することにしました。4月6日の17時から面談室で、私と当該病棟のY師長とで面談を行いました。病状説明用紙を使いながら病状の説明をして、今後のこととして、①介護保険の区分変更とケアマネの変更、②全身を総合的に診察してもらえる在宅医を見つける、③退院に向けてリハビリテーションセラピストの意見を確認し実践する（これは、歩行器の工夫や、座椅子の高さなど……細かなことがありました）ことを提案しました。

　ちょうど、この面談のときです。検査科から緊急の連絡が入りました。同じ病棟に入院されているほかの患者さんの検査で、コロナのPCRが陽性になったとのことでした。母はなぜか、私にPHSで連絡があっ

たときに、こちらからなんの説明もしていないのに、内容はわかっていたようでした。

　病棟の患者さん全員について検査を行いましたが、翌日母親も陽性が判明しました。

　私「陽性でした」

　母「そうやったの。もし悪化したとしても、人工呼吸器とかつけなくていいんよ」

　いきなり、そんな返事だったと記憶しています。

　4月6日は、私のコロナとの長い付き合いが始まる日になりました（不思議なことに、この日は私の長男の誕生日でもあるのですが）。その日からは、当面ホテル暮らしになり、数日して、入院のコロナ患者さんは私がすべて担当することとしました。

　今でこそ、感染対策をしっかりすれば医療従事者の感染はほとんどないことがわかっていますが、この当時は、できる限りコロナとかかわるスタッフは、家族やほかのスタッフとの接触を減らしていたのです。

　こうしたことから、必然的に私が母の主治医になりました。まだ、このときは「一定期間過ぎれば隔離も解除できるだろうし、退院の調整ができるだろう」みたいに軽く考えていました。母はいろいろ疾患を抱え

ていましたが、見た目には元気ですし……特に「口」
は元気でしたからね。

　その後、2日間は特に症状は認めませんでしたが、
3日目の4月10日から発熱があり、4月12日からは
酸素飽和度が低下し始めました。このときに胸部CT
を撮ったのですが、肺炎像はあったものの軽度で、少
しほっとしました。

　コロナ第4波の頃は、できる治療薬も限られていま
したが、ステロイドをはじめとする治療を行っていま
した。しかし、4月15日には急激に酸素飽和度が低
くなりました。胸部CTでも3日前とは別人のように
悪化していました（これから先、こうしたコロナの患
者さんを多く経験しましたが）。酸素もハイフローと
いう特殊な治療法でも、なかなか酸素飽和度が維持で
きなくなってきました。

　私は、主治医として毎日診察をしていますが、動脈
から血液を採ったり、足の付け根から中心静脈カテー
テルを挿入したり、いろいろな医療処置も行ってきま
した。心拍や酸素飽和度のモニターが付き、酸素吸入
などを行っていましたが、母親はいつものように元気
な口調でした。だんだん悪化していく中で、私はかな
り厳しいなあと感じ始めていました。そして、どうし
ても言っておきたいことがありました。

私「お母さん」
　母「うん？」
　私「ごめん」

　このとき、返事はなかったように思います。聞こえ
ていなかったのか？　それとも、聞こえていても聞こ
えないふりをしていたのかもしれません。そのとき、
私はガウンにN95マスクにフェイスシールドをつけ
ています。しかも、このときフェイスシールドは曇っ
ていましたから、私の顔は母親にははっきり見えな
かったと思います。それで、よかったと思います。

　いろいろな治療をしても、呼吸状態の改善は見られ
ず、どんどん悪化していきました。低酸素状態なので、
排泄も大変です。排泄することやトイレに移動するこ
とで酸素飽和度が低下し、身体の負担になります。こ
のため、看護師からは排泄のために尿道カテーテルの
留置や、おむつ内の排泄の提案をしたのですが、母は
拒んでいました。4月16日の看護師の記録では、
「『どうしても（ポータブル）トイレで便がしたいんで
す』と、移乗すると酸素飽和度69％まで下がる」
「どうしても、トイレに座ってしたい。主人のときも

最後までトイレに行って、力んだためか血圧が下がってね。最期まで自分が思うようにしてたから、私もね」

　私を含め医療者は、あまり深く考えずに尿道カテーテルを留置したりしますが、本来は人間の尊厳にかかわること。それに、母は父の最期のことも思っていたんですね。トイレに行って「ありがとう」と言った後、心停止した父のことを。

　ただ、医師としての私は複雑です。トイレに移るには、かなり人の手もいりますし、そして、何より酸素が低下することで患者の負担にもなるし、医療スタッフも大変な心配をしないといけないから。でも、そこを支えてくれた病棟のスタッフには感謝しかありません。

　そして4月17日、朝から急激に血圧が変動したり、頻脈が起こったりし始めました。
　母「あれ、おかしいよ。おかしいよ」

　そして、その後、開眼はしているのですが、こちらからの話に反応が乏しくなりました。

　コロナ禍の中、面会はほとんどできません。できたとしてもiPadを使ったリモート面会です。少し前に、

私は子供たちに、母（つまり子供から見ればおばあ
ちゃん）に、動画でメッセージを送ってくれるように
頼んでいました。実は、それをまだ見せることができ
ていませんでした。そのうち落ち着けば見せられるか
なあと思っていましたし、感染病棟にスマホは持って
いくことは通常はしませんからね。
　処置をしていた看護師に部屋を出ていただくように
お願いしました。そして、「孫二人が笑いながら応援
している」動画を母親の目の前に持っていきました。
　少しでもわかったかなあ？　伝わったかなあ？　そ
れはわかりません。

　その後、心室頻拍という不整脈が頻発するようにな
りました。病棟Y師長は心配してAEDを持ってきて
くれました。でも断りました。心の中で……「ありが
とう。でも、それは使わないよ」
　そして、その日2021年4月17日17時14分に亡く
なりました。死亡確認も、私が行いました。

　自分の息子の病院に入院し、退院を延ばしたために
感染しました。それをどう考えるのか？　あのとき、
H病院でなく、近くの病院に入院していたら……、も
う少し早く退院調整ができていたら……。いろいろな

偶然や判断が結果をもたらしたのでしょう（人は後か
らそう考えるものなのでしょう）。

　私の気持ちを救ってくれたのは、師長をはじめとす
るスタッフ、そして家族でした。

　私の妻や子供たち。そして、何より兄妹でした。

　兄は、最期の母に「大好きな照雄さん（夫）に会え
るで」と笑いながら話しかけてくれたし、妹は、ベッ
ドサイドで歌を歌ってくれました。

　今頃、母は天国で何を思っているのかな？　私が主
治医でよかったのか悪かったのか？　その答えは、今
もわかりません。

おわりに
～「みんなの歌」

　『H病院物語Ⅱ～病院あれこれ～』を読んでいただき、ありがとうございました。私は医師になってもう30年を超えてしまいました。私たちが卒業した頃に比べ、いろいろなものが変化しました。

　私たちが学生の頃にはEBMという言葉はありませんでした。EBM（Evidence Based Medicine＝根拠に基づいた医療）は、それまで医者ごと、あるいはその集団（医局あるいは病院）ごとでの経験則で多く医療が行われていたものを、経験則ではなく、根拠がある医療を行うということです。最近の医師はEBMの実践が当たり前になっています（もちろんEBMにも限界や問題はないわけではありませんが……）。

　さらには、最近ではAI（人工頭脳）が注目を浴び、医療の中にも入ってきています。画像診断におけるAIの導入、今では内視鏡などでも「病変の確率」を表示するようなものも出てきています。膨大な知識や、玄人芸のような診断技術は、おそらく機械的なものにとって代わっていくことは時代の流れでしょう。さらには、介護職の不足から、介護ロボットの導入もいろ

いろと検討されています。「会話が可能なAI搭載ロボットが、ご高齢の方の話し相手になる」こんな時代が来ることを考えている人もいます。

　ただ、この話には、私自身はかなり違和感を覚えます。医療・介護は、やはり最後は人と人……そのつながりなのではないかと思うのです。いくら、いろいろな技術が進歩しても、人は人と、悩んだり、怒ったり、笑ったり、悲しんだり……それが重要なことは、今後も変わらないのではないでしょうか？

　今回、第1部の「病院あれこれ」では、病院で起こる、いろいろな出来事を書きました。患者さんの一言、ご家族の行動には笑いや元気や勇気をもらいます。そして、職員の一言や行動にも思わず、すごいなと感動することもあります。

　前作に続き、第2部の「医療の現場で思うこと」は、やはり医療現場での問題を率直に書いたつもりです。「医療難民」「トリアージ」などでは、医療は政治的な問題、社会問題と切り離せないことを痛感します。

　最後には、私の家族のことを書きました。患者さんの中には、自分の親の亡くなった年齢をよく気にされる方がいます。「自分の親は○歳で亡くなったから……」「親の死んだ○歳。そこまでは生きたい」と話

おわりに　　　153

されることはよくあります。以前はそのことを「ふむ
ふむ」とあまり気に留めず聞いていたものですが、や
はり60歳を超えると少しは意識するものです。あと、
何年医者ができるのかなあ？　同世代の医師は「カウ
ントダウンが始まっている」「もう医師としての終活
に入っている」と言う人もいます。確かに、時間は限
られており、10年なんてあっという間、そう考える
と……何があってもいいように準備をする時期かもし
れません。まあ、そうはいっても、30年後も「遠山
先生。いつまで医者する気なのかな？」と周りから嫌
がられているかもしれませんけどね。

　病院は、人の人生の一場面を過ごすところ、一部で
しかありません。しかし、短い時間かもしれませんが、
その人にとって非常に重要な場面を過ごすこともあり
ます。H病院は、私にとっては、多くの人とつながり、
多くの人と笑いや苦労を共にした場所です。そう、多
くの患者さん、多くの家族の方たち、そして、素敵な
職員たちと……。
　サザンオールスターズの1988年の歌に『みんなの
うた』という歌があります。
　愛を止めない……
　ありのままでいい……

そして……いつの日か会えるなら、またＨ病院で
会いましょう。

著者プロフィール

遠山 治彦 （とおやま はるひこ）

1961年、香川県生まれ。
神戸市在住。医師。
著書に『Ｈ病院物語　〜私のであった素敵な人たち〜』（2022年、文芸社）がある。

Ｈ病院物語 II 　〜病院あれこれ〜

2023年7月15日　初版第1刷発行

著　者　遠山 治彦
発行者　瓜谷 綱延
発行所　株式会社文芸社
　　　　〒160-0022　東京都新宿区新宿1－10－1
　　　　　　　　　電話 03-5369-3060 （代表）
　　　　　　　　　　　 03-5369-2299 （販売）

印刷所　株式会社フクイン
ISBN978-4-286-24315-3　　　　　　　JASRAC 出2301847－301